Soothing life

大人女子のゆるっと漢方生活

輕熟女的舒緩漢方生活

櫻井大典

前言

大家好，我是櫻井大典。

感謝各位讀者閱讀本書。

說到漢方或中醫學，或許很多人會認為是古老的醫學，只覺得「雖然不太懂，但似乎對身體很好」。拿起本書翻閱的讀者當中，一定也有人會想「好像蠻有趣的，雖然不太懂，但似乎很養生」。我剛開始學漢方的時候，也是這麼想的。相較於著重資料跟數據的西洋醫學，這種東洋醫學是完全不同的概念。東洋醫學透過觀察眼睛、舌頭與氣色，仔細詢問患者每日的生活與飲食習慣並加以分析，以掌握每個患者的健康與醫療狀況，讓人覺得神奇又不可思議，也讓人感到很療癒。

最近雜誌、廣播以及電視等媒體也常提到這個話題，因此各位讀者或許比以前更常看到藥膳、漢方或者中醫學等字眼。近年來由於社群媒體的普及，漢方專家得以持續發布有益生活健康的各種訊息，所以接觸到這些資訊的機會也越來越多。

漢方，也就是中醫學的智慧不但可針對環境與自然的變化、飲食以及生活習慣，提供健康上的整體建議，也能教導我們如何預防所有的疾病，如能加以推廣，不僅有助於家人與親朋好友的健康控管，也能讓自己延年益壽。

本書以淺顯易懂的文字說明各位讀者感興趣的漢方／中醫學，有助於增進自己日常健康知識的活用。讀者可循序閱讀，亦可直接翻閱自己感興趣的篇章。

衷心期盼本書能成為各位讀者的健康指南。

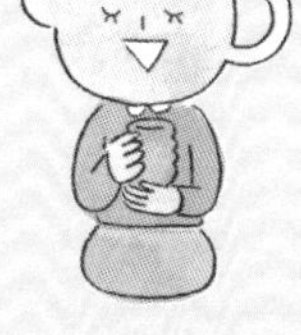

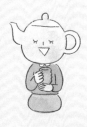

展開漢方生活，現在還來得及！

隨著年紀增長，你是不是有腰痛、關節痛或頭痛等等，身體各處都有些毛病呢？不舒服的時候，大概都是靠痠痛貼布，或者吃點止痛藥來應付。

從漢方的觀點看來，當這些問題出現時，不該只是觀察腰部或頭部等疼痛部位，應從全身上下、生活習慣、飲食內容以及生活環境等多方面來做判斷。因此本書所介紹的內容，大多是飲食或生活上的建議，而少有直接去改善不適部位的做法。

漢方的基本觀念是事先預防，以免疾病發生。有症狀才處理等於是從負值開始，將其歸零並調整為正值反而更需要時間。既然已經知道有狀況了，就應該從現在開始調整作息。重要的是享受漢方生活且持續下去，並加以保重，減少身體出現更多毛病。

輕熟女的各種常見症狀

設法改善這些問題吧！

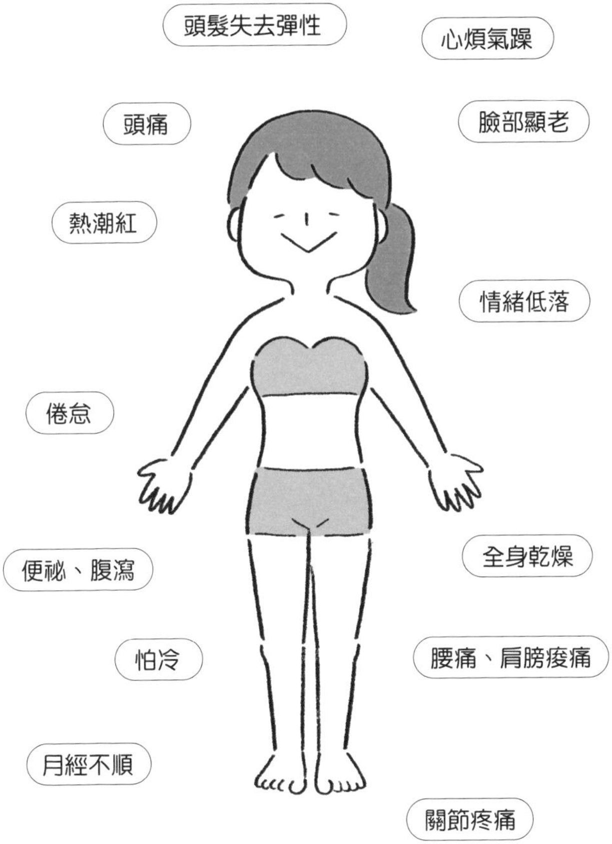

維持氣、血與水的平衡，保持「健康」

漢方將氣、血與水的平衡狀態視為「健康」。

「氣」即為能量，是人體活動的根源。氣在維持呼吸或體溫等生命活動上扮演很重要的角色；「血」將營養送到身體的每個角落，連同心靈的養分也一並供給。我們可以看見物品、握住東西或者到處走動，都是因為有血在運行；而「水」被稱為「津液」，指的是除了「血」以外的體液，包括淚水與唾液在內。水若是不足，就會變得乾燥，不僅關節動不了，也會難以正常行走。

這些平衡一旦被打破，就會出現許多症狀，所以得針對自己的問題來做整體判斷，找出原因才能對症下藥。因此，要先了解自己的體質。請先閱讀第1帖，找出的體質屬於什麼類型，接著就能在第2帖找到適合自己的解方。

對抗老化，一個都不能少

維持氣、血與水的平衡

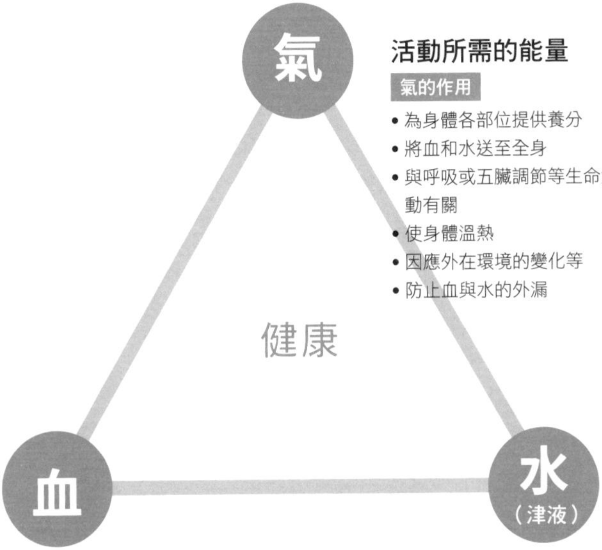

活動所需的能量

氣的作用

- 為身體各部位提供養分
- 將血和水送至全身
- 與呼吸或五臟調節等生命活動有關
- 使身體溫熱
- 因應外在環境的變化等
- 防止血與水的外漏

血液將營養送到身體的每個角落

血的作用

- 供應全身所需養分
- 保持精神平穩
- 滋潤肌膚與頭髮等

除了血液以外的所有體液

水的作用

- 讓身體保持潤澤與柔軟度
- 搬運老舊廢物

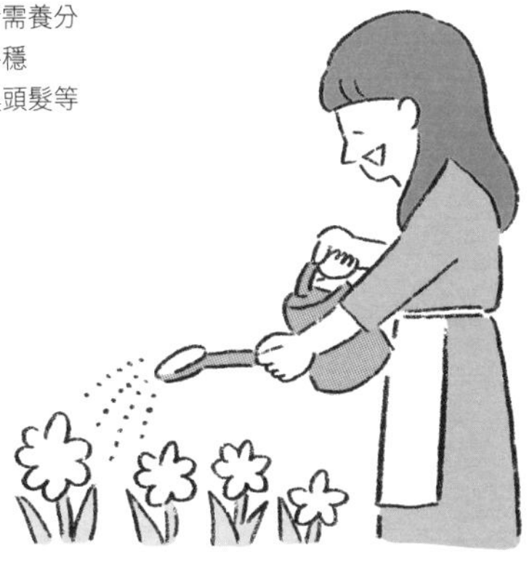

目次

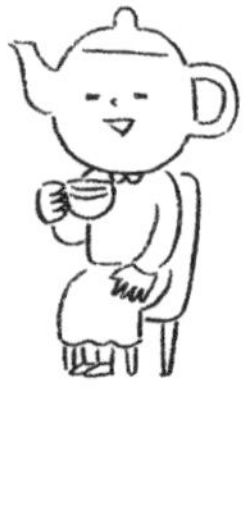

第1帖 了解你的體質！

找出「有點不舒服」的根本原因

第2帖 不適症狀的處方箋

就因為是這樣的年紀

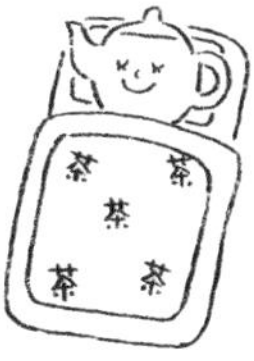

第3帖

有時候忍不住想哭 你的心靈處方箋

第4帖

要是沒這毛病就好了　常見症狀的處方箋

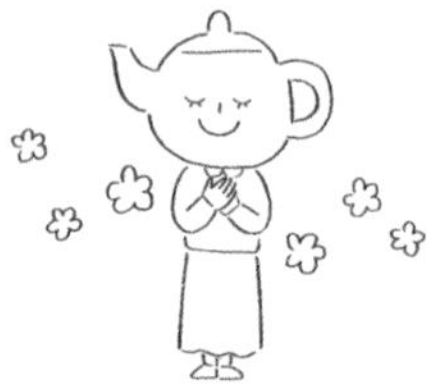

第5帖

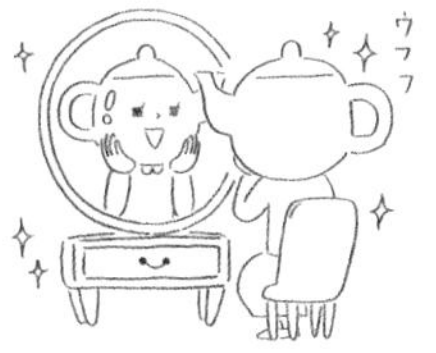

無論到幾歲都還是會在意 讓你變得年輕又漂亮的處方箋

《輕熟女的舒緩漢方生活 》索引

以下按照部位列出本書所提到的各種症狀。根據第22～28頁的內容找出自己是什麼體質後，也能從自己感興趣的症狀開始閱讀。

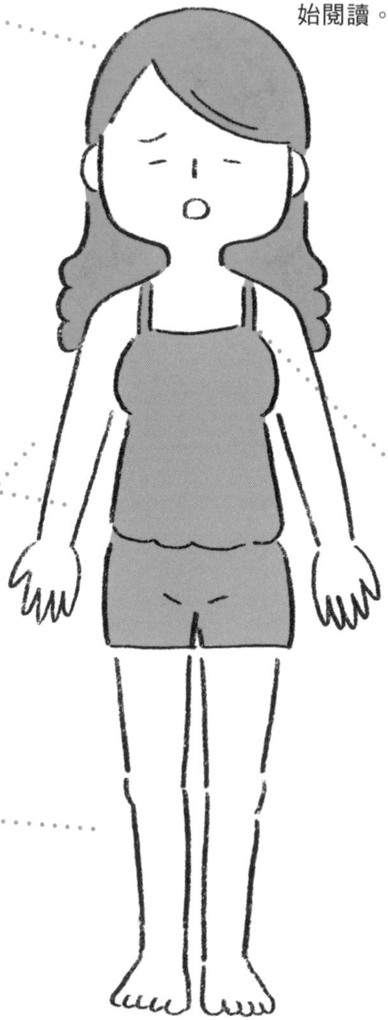

全身

心理

《輕熟女的舒緩漢方生活》索引

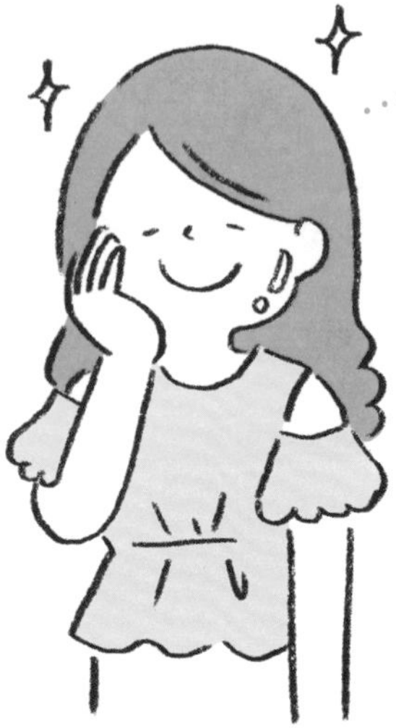

美容

如何使用本書

第2、4、5帖的左側頁面列出了針對各種體質的建議。

針對所有體質

＊「如何因應」這幾個字旁邊繪有插圖，此為針對所有體質的建議。

如 何 因 應

針對特定體質

＊針對特定體質的建議列在繪有插圖的圓形圖示旁邊。

如 何 因 應

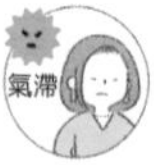

常常動一動以促進循環

重點是要改善循環，不讓熱氣滯留或聚集於一處。若是辦公室等需要久坐的工作，不妨每小時……

注意事項

＊本書以淺顯易懂的方式來表達中國傳統醫學（中醫學）的理論與概念，因此將其統稱為「漢方」。

＊本書所介紹的改善方法是生活上的建議，而非疾病治療，請多加注意。

＊本書所介紹的改善方法，其效果因人而異，未必所有的人都能見到成效。

＊如有任何異常，請立即停止。

＊懷孕或正在接受治療者，請先向主治醫師諮詢。

第1帖

了解你的體質！

找出「有點不舒服」的根本原因

飲食調養或輕度運動等
用於解除不適的方法因體質而異，
所以要先了解自己的體質。

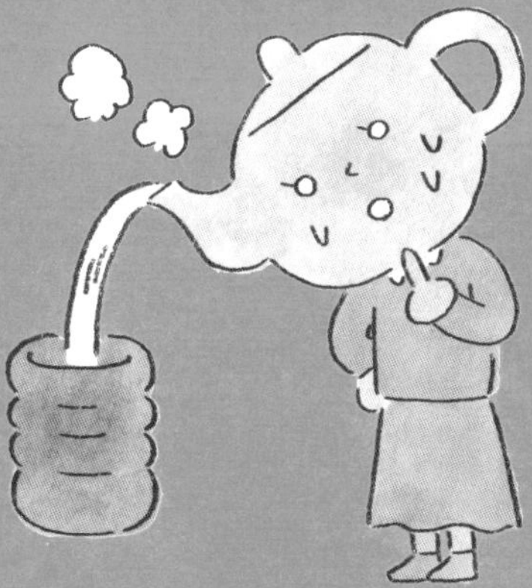

輕熟女會有的這些症狀

透過漢方找出不適的根本原因

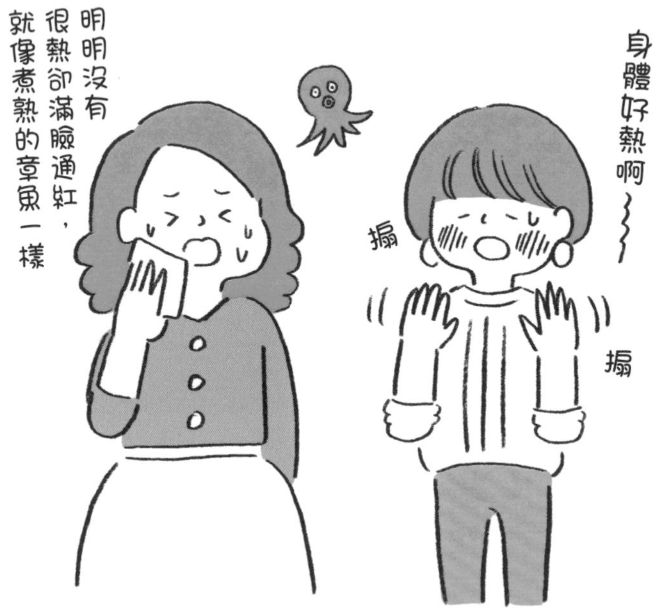
身體好熱啊
搧
搧
明明沒有很熱卻滿臉通紅，就像煮熟的章魚一樣

到了更年期這樣的年齡，常會出現許多不適，如燥熱、盜汗等熱潮紅的症狀就是其中之一。

從漢方的觀點看來，當症狀出現時，要針對當事人的身體狀況來做整體判斷。因此，即使是同樣的症狀，應採取的做法卻因人而異。找出適合自己的解決辦法是很重要的。

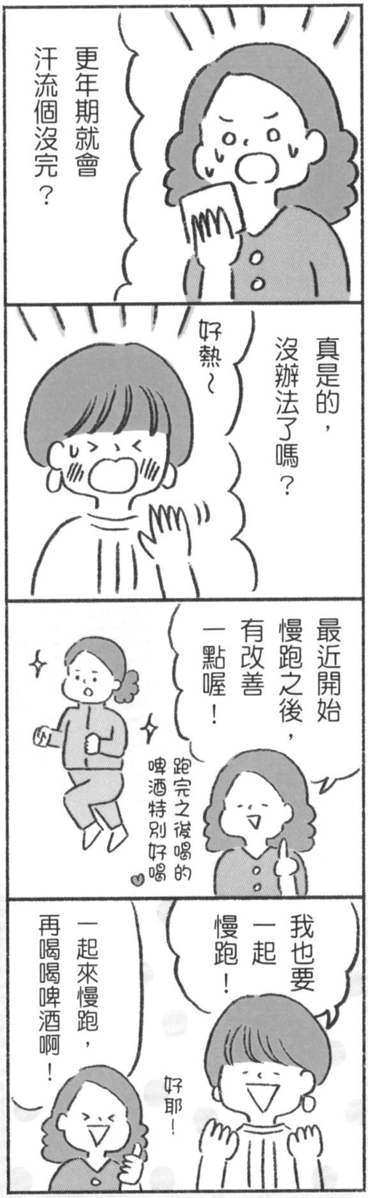
更年期就會汗流個沒完？
真是的，沒辦法了嗎？
好熱～
最近開始慢跑之後，有改善一點喔！
跑完之後喝的啤酒特別好喝
我也要一起慢跑！
一起來慢跑，再喝喝啤酒啊！
好耶！

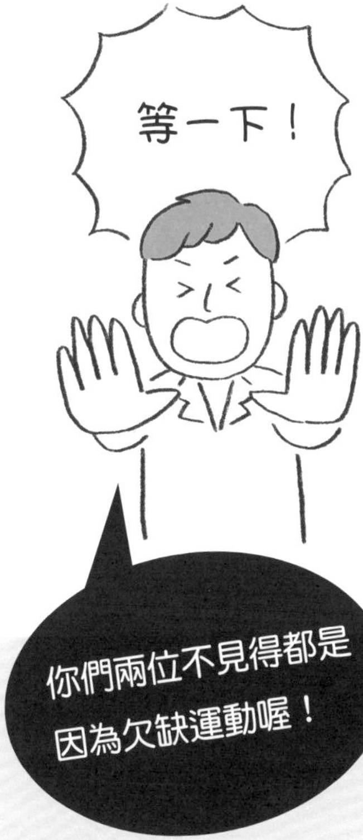
等一下！
你們兩位不見得都是因為欠缺運動喔！

改善方法因人而異

何謂養生？

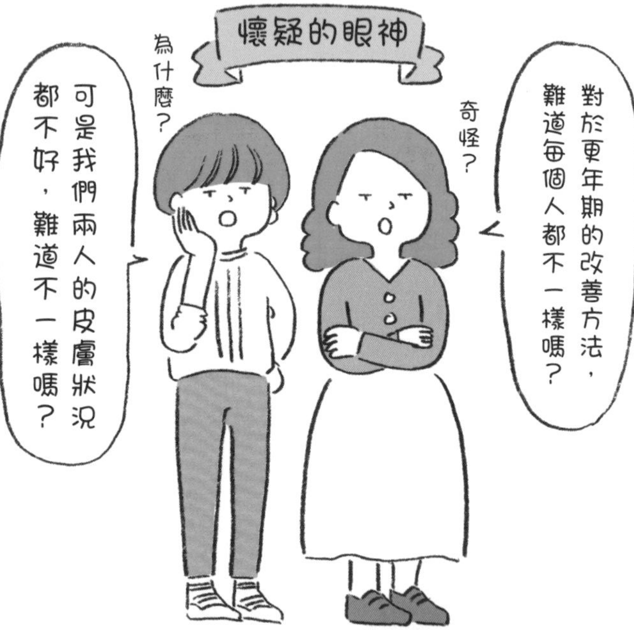

懷疑的眼神
對於更年期的改善方法，難道每個人都不一樣嗎？
奇怪？
為什麼？
可是我們兩人的皮膚狀況都不好，難道不一樣嗎？

漢方將適合自己的改善方法稱為「養生」。

舉例來說，房屋外牆粉刷油漆時，要貼上膠帶防護邊緣，這項作業如同養生的功效。同樣地，考量到以後的狀況，現在該做些什麼才好？製作出屬於自己的生活指南，即為養生。

養生並非什麼困難的事，就如同活動一下肩膀或吃個橘子等等，是大家都能做到的事。若是

養生重點

- 配合體質來養生
- 從小事情一點一滴做起
- 每天持續下去
- 不要勉強（不會對自己造成壓力的程度就好）
- 配合季節來調整（請參考第108頁）

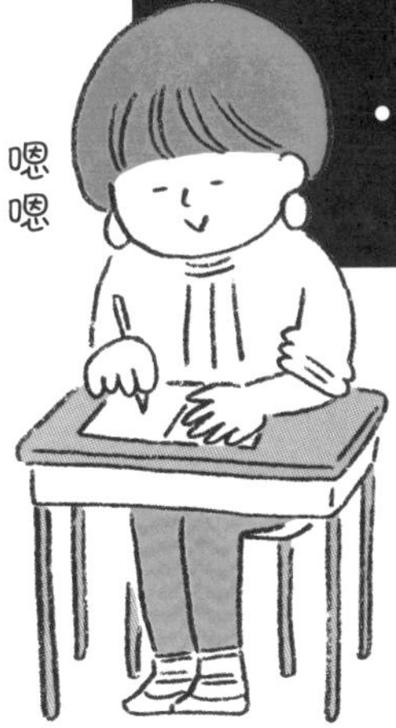

透過這些小事一點一滴累積，就能改善往後的身體狀況，是不是會讓人想試著養生看看呢？

不過最重要的是，在建立養生指南之前得先了解自己的體質。體質類型不同，個人養生的注意事項也就不一樣。在第2帖當中，針對各種症狀的建議因體質而異。因此，請根據第22～28頁的內容找出自己的體質屬於什麼類型，並採取適合自己的養生方式。

六大體質

- 氣虛
- 氣滯
- 血虛
- 血瘀
- 陰虛
- 痰濕

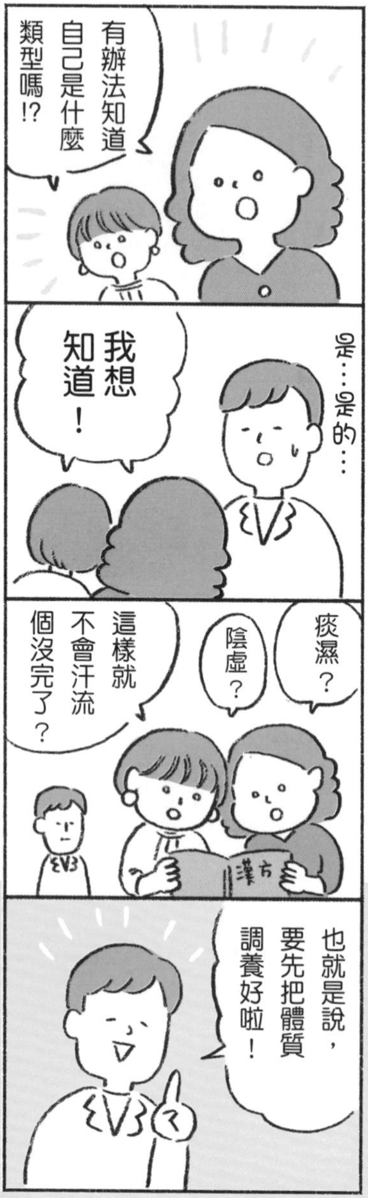

六大體質的特徵

氣虛…能量不足，沒有精神

氣滯…氣阻滯不暢，煩躁易怒

血虛…血不足，氣色不佳，容易暈眩

血瘀…血液運行不暢，氣色晦暗

陰虛…津液不足，身體燥熱，皮膚乾燥

痰濕…水分不易排除，容易水腫，體型圓潤

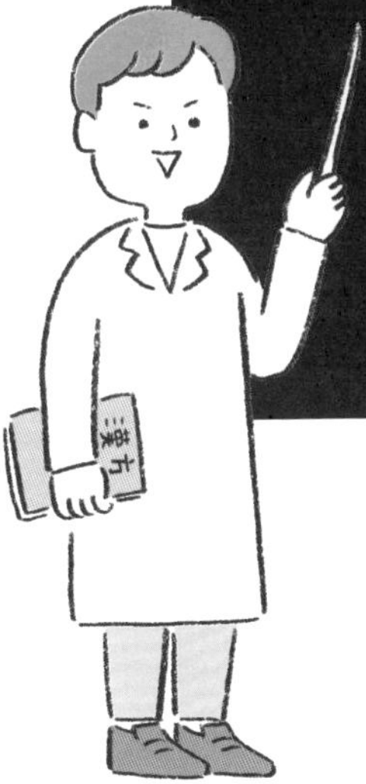

我們的體質大致上可分成六大類型，不過，自己的體質屬於什麼類型並非永遠不變。請每週檢視一次自己的體質類型。

每種體質都有其特徵，如同上圖所示。身體的平衡狀態一旦被打破，就會從健康狀態轉變成某種體質。盡可能回復為平衡狀態後，症狀也就隨之消失。

打勾數目很多的是哪個？

找出你的體質類型！

請先記住

虛即為不足

氣虛…「氣」不足（第23頁）

血虛…「血」不足（第25頁）

陰虛…「水」不足（第27頁）

氣、血與水的平衡一旦被打破，就會出現症狀（請參考第6頁）。其中又以上述三種類型為氣、血與水（津液）不足的狀態。相反地，過多的狀態稱為「實」。無論過多或者不足都不好，必須保持在剛剛好的平衡狀態才行。

從下一頁開始，請試著找出自己的體質屬於什麼類型。

每一種類型各有八個問題，請在符合自己狀況的地方打勾，並寫下數量加總。打勾數目最多的，就是你目前所屬的類型。

打勾數目相同或者打勾數目相差一個的類型，可能會不只一種。大部分的人都會在兩種以上的類型裡打勾，很少有人只在一種類型裡打勾。打勾數目最多或有數目相近的情形，針對這些類型的建議都可以作為參考。

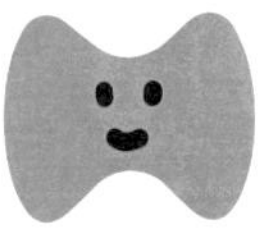

氣虛型

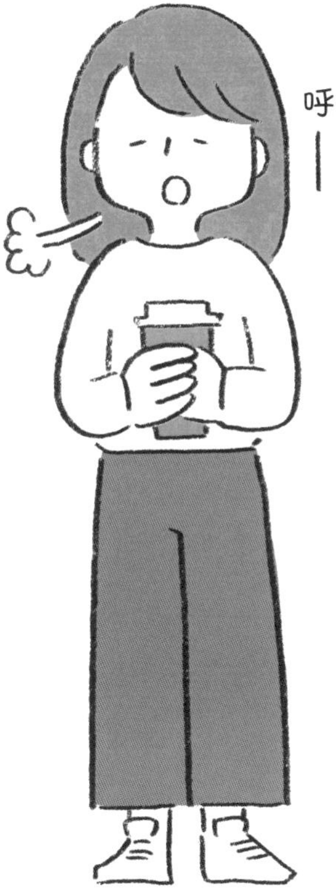

Check!

- □ 容易累
- □ 無論做什麼都提不起勁
- □ 容易流汗
- □ 常常感冒
- □ 手腳冰冷
- □ 喘不過氣來
- □ 常拉肚子
- □ 不太有食慾

總共 ＿＿ 個

這是「氣」不足——亦即能量不足、總是感覺疲累的類型。應該盡量少動，讓身體好好休息。這個類型的人大多腸胃虛弱，建議選擇不會對腸胃造成負擔的食物。

★推薦食材／加熱後口感鬆軟綿密的食物（薯類、豆類或米飯）、雞肉以及菇類等。不可吃沙拉這類會讓身體受寒的食物。

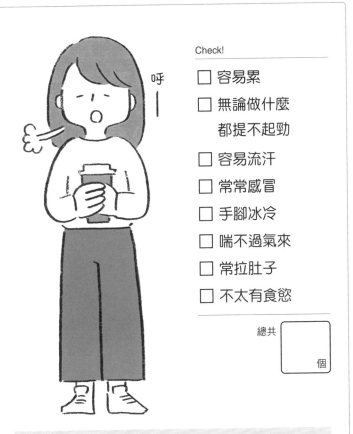

氣滯型

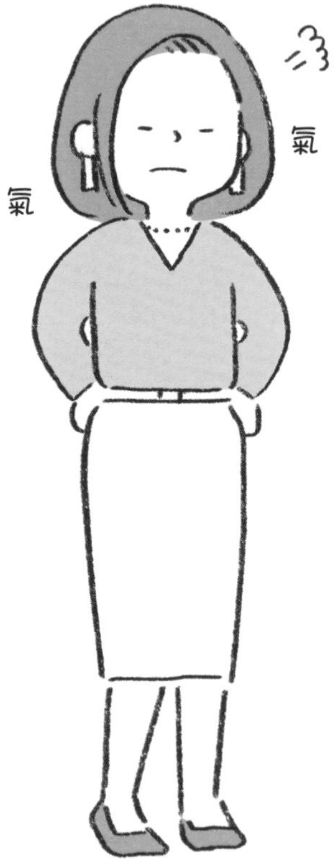

Check!

- □ 頭痛
- □ 易怒
- □ 常嘆氣
- □ 感覺喉嚨與胸口卡卡的
- □ 常打嗝
- □ 常放屁
- □ 生活不規律
- □ 月經前身體狀況會變差

總共 ＿＿ 個

這是「氣」阻滯不暢的狀態。這一類人容易累積壓力，常會心煩氣躁，或者情緒低落。可向身體側邊伸展、聞聞自己喜歡的香味，以推動氣的運行。

★推薦食材／有香味的食物（紫蘇、香菜、薄荷、橘子以及檸檬等柑橘類或是花草茶等）。

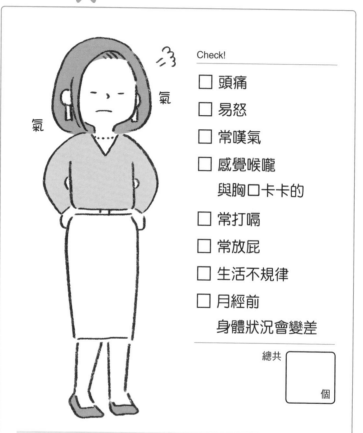

血虛型

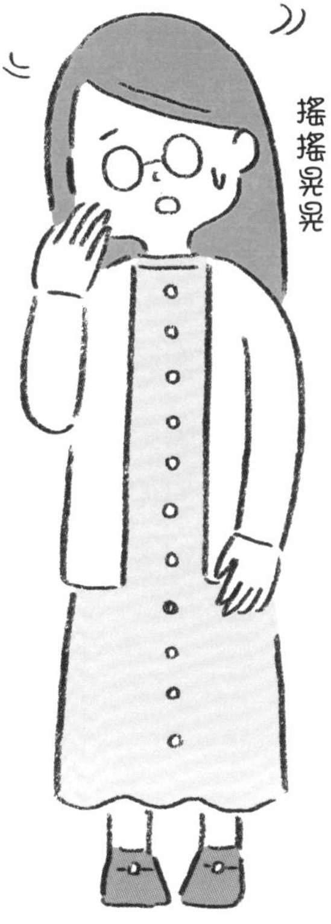

Check!

- ☐ 起身時常會暈眩
- ☐ 淺眠
- ☐ 下肢容易抽筋
- ☐ 眼睛容易疲勞
- ☐ 氣色不佳、膚色蒼白
- ☐ 皮膚沒有光澤
- ☐ 皮膚乾燥
- ☐ 經血量少

總共 ＿＿ 個

這是「血」不足、無法將營養送至全身的狀態，因此容易發生貧血或畏寒等問題。應保持充足的睡眠，注意不要長時間盯著手機或電視，並且盡量少用眼。

★推薦食材／紅色（紅蘿蔔、草莓、紅棗以及枸杞等）或黑色（豬肝、黑豆、黑木耳以及加州梅乾等）的食材。

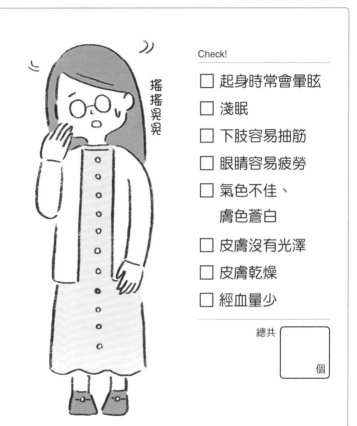

血瘀型

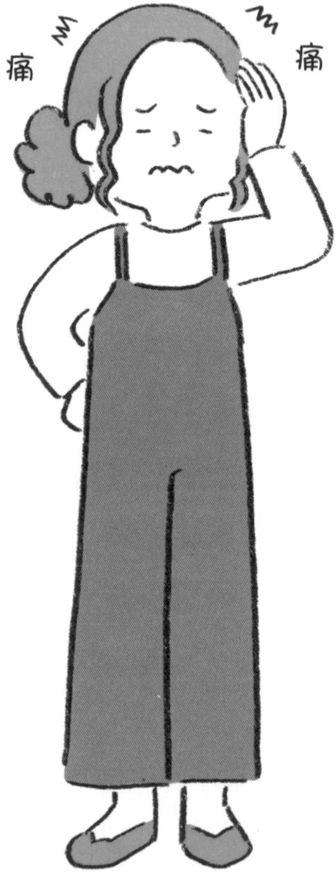

Check!

- □ 頭痛
- □ 肩膀痠痛
- □ 容易手腳冰冷
- □ 氣色或唇色不佳
- □ 有黑眼圈
- □ 皮膚粗糙
- □ 容易瘀青
- □ 月經異常

總共 個

「血」液運行不暢，容易囤積老舊廢物，因此會有新陳代謝變差、頭痛或肩膀痠痛等問題。「血」喜暖惡寒，因此需注意別讓身體受寒。

★推薦食材／青背魚、螃蟹、青江菜、茄子、韭菜、荷蘭芹、蕗蕎、桃子以及肉桂等。少吃肉，多吃魚。

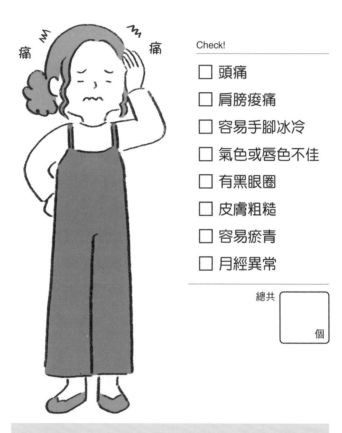

陰虛型

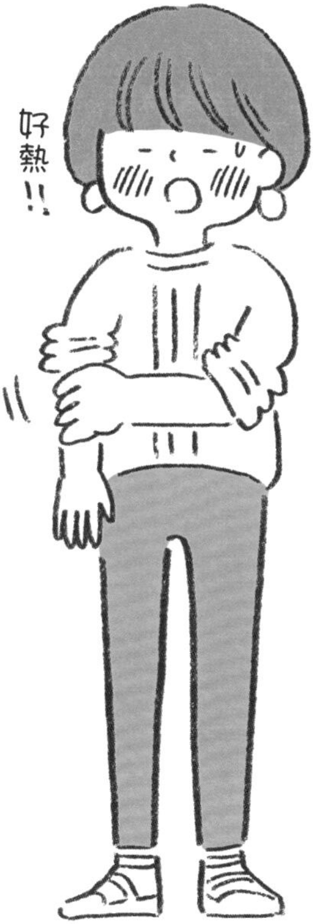

Check!

- □ 體溫偏高
- □ 常會乾咳
- □ 口乾舌燥
- □ 常會燥熱
- □ 有時會耳鳴
- □ 大便乾又硬
- □ 皮膚、頭髮顯得乾燥
- □ 喜歡喝冷飲

總共　　個

「水」不足，亦即津液不足，因此體內乾燥。雖說如此，但攝取太多水分會造成腸胃虛弱，所以只要在喉嚨乾渴時喝點水就好。這個類型的人最好要早睡。

★推薦食材／白色食材（大白菜、蓮藕、豆腐、白木耳、白芝麻等）以及豬肉、花蛤、海帶芽、西瓜等。

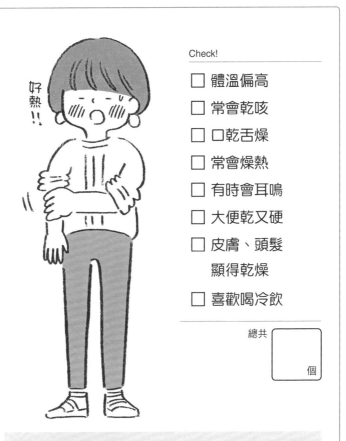

痰濕型

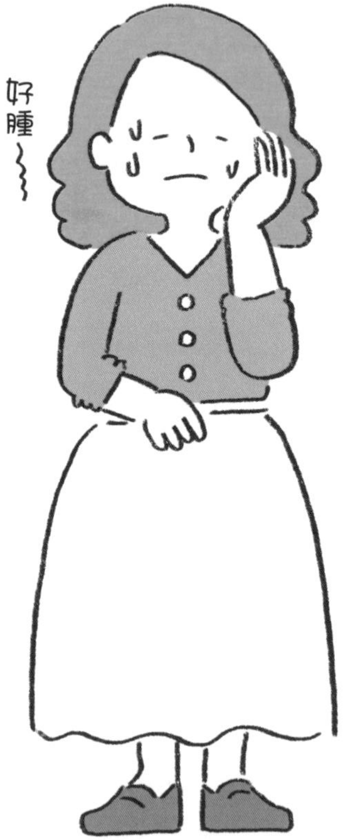

Check!

- □ 有時會有痰卡著
- □ 身體沉重、倦怠乏力
- □ 肥胖
- □ 容易長青春痘
- □ 舌苔很厚
- □ 常吃油炸食物
- □ 喜歡吃甜食
- □ 時常喝酒

總共　　個

體內蓄積了水分或髒污等廢物，應注意少吃油膩食物。做做運動讓身體流點汗並且持續下去是很重要的。水分代謝不良，因此不可洗三溫暖。

★推薦食材／魚、海藻、牛蒡等根莖類、冬瓜、小黃瓜、菇類、蒟蒻、紅豆、薏仁以及西瓜等。

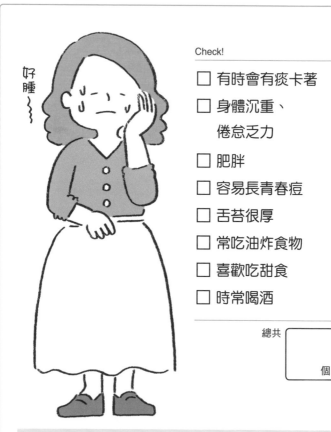

第2帖

就因為是這樣的年紀

不適症狀的處方箋

雖然沒有嚴重到必須臥床休息，
但若是想讓自己更有元氣，
不妨看看以下建議。

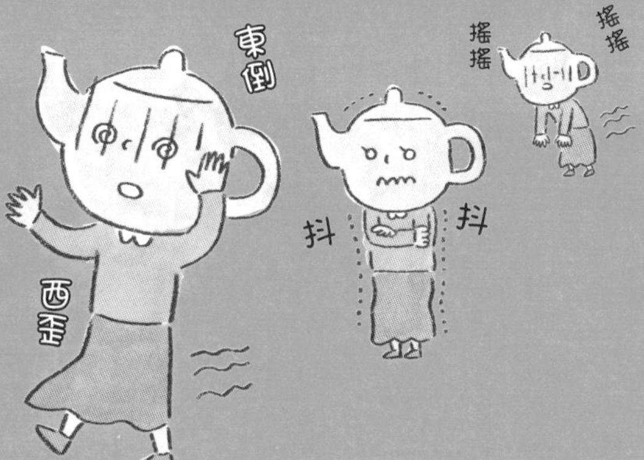

經期時長時短，量或多或少

月經不順

首先要整頓腸內環境！讓子宮旁邊的腸道恢復活力

西洋醫學認為，四十歲過後發生的月經不順，原因是出在「荷爾蒙平衡的改變」。也就是隨著年紀增長而出現荷爾蒙分泌量減少、月經週期變得不規律，或者月經量增減等變化。

漢方則認為腎掌管生殖功能，月經不順是「腎精虧虛」所造成。其實無論是何種體質，多吃補腎食材即為基本的養生之道。

另外，子宮內環境與腸道細菌的平衡關係密切。想要改善月經不順，可吃能夠整頓腸內環境的食物。氣滯、血虛以及痰濕等類型的人，大多有月經不順的問題。

如何因應

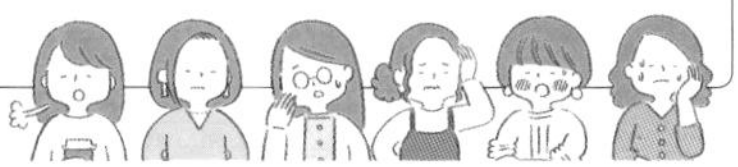

整頓腸道菌群

腸道與子宮的位置相近，彼此會相互影響。想要改善並預防月經不順，首先要重新檢視腸道健康。

早餐喝味噌湯

味噌湯裡面有味噌這種發酵食品和柴魚片（枯節*），是整頓腸道的最佳食品。每天早上都喝吧！

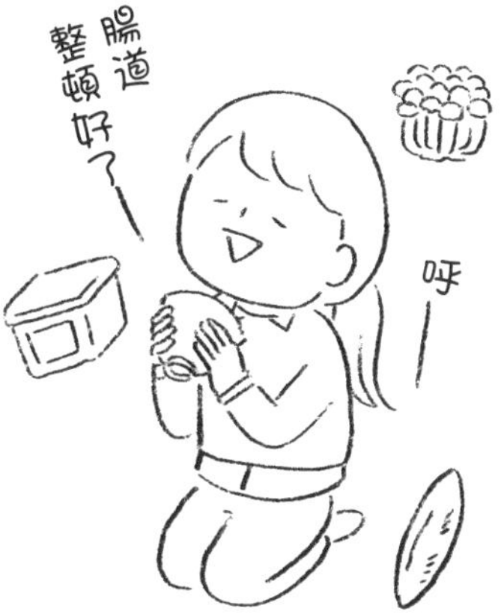

湯裡要放富含膳食纖維的食材

富含膳食纖維的補腎食材有菇類、昆布或海帶芽等海藻類，以及高麗菜等。請務必在味噌湯裡加入這些食材。

醬油、納豆及米糠醃菜為推薦食材

雖然同樣是發酵食品，但優格會讓身體受寒，泡菜則是太辣，因此最好都避開。推薦食材為醬油、納豆及米糠醃菜（但不建議吃淺漬*）。

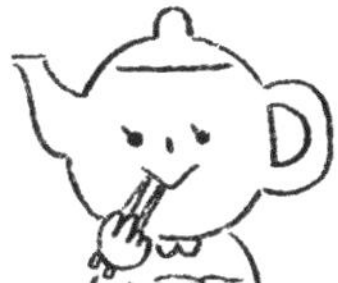

*經過發霉處理的鰹魚乾。
*醃漬時間較短的食品。

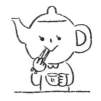

明明不怎麼熱卻滿臉通紅、汗流不止

熱潮紅、燥熱

四十歲以後多為虛熱，亦即津液不足

熱分為兩種：一種為實熱，另一種為虛熱。實熱為熱氣過盛，比平均再加更多熱氣所造成。例如罹患傳染病時引起發燒，或者中暑時體溫飆高等皆為實熱。

虛熱則是陰虛型，是因為應該壓住熱氣的津液不足，而出現燥熱等熱症。隨著年紀增長，身體會變得乾燥。這就是進入人生後半場——亦即四、五十歲的人常會出現熱潮紅及燥熱等熱症的原因。

有時熱氣會聚集於一處而產生燥熱等症狀，這就是氣滯型的人。如同早期的澡盆是「靠近柴火的澡盆下方的水很燙，上方的水則是溫的」。也就是說，由於熱氣沒有循環，有的地方熱，有的地方冷，氣滯型的燥熱也是如此。

如 何 因 應

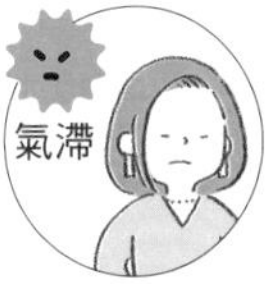

常常動一動以促進循環

重點是要改善循環，不讓熱氣滯留或聚集於一處。若是從事辦公室等需要久坐的工作，不妨每個小時起來走一走，活動一下身體。

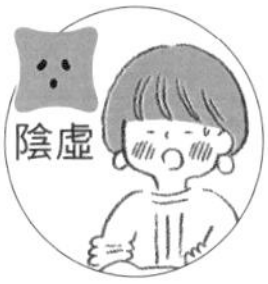

晚上11點到凌晨3點應熟睡

津液是在晚上睡覺時產生。最好在晚上10點上床睡覺，11點入睡。特別是晚上11點到凌晨3點最應該讓身體充分休息。

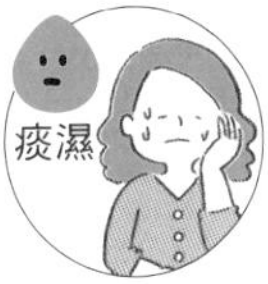

油、砂糖跟酒要減量

這個類型的人體內容易蓄積熱氣，所以要避開油膩食物、甜食（砂糖與人工甜味劑）以及酒等丟入火中會轟地一聲燒起來的東西。

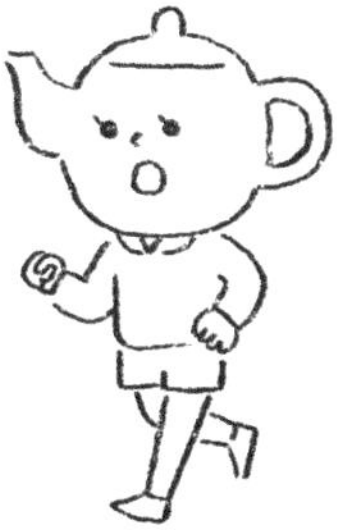

大約八成的女性有這個困擾

怕冷

「怕冷」的問題大多是自己造成的

很多抱怨「自己很怕冷，實在難受」的人，其實都是自己造成的。首先請重新檢視自己平常在生活中有沒有穿著會讓身體受寒的衣服？有沒有吃一些會讓身體受寒的食物？或者是否攝取了過多水分等。

以漢方的分類來說，氣虛型或血虛型的人用於使身體溫熱的能量較少，所以容易覺得冷。能量越是使用，就會越少，且因氣虛型或血虛型的能量原本就少，所以更需要充分休息以補充能量。為這一類型者推薦的食材有所有肉類、米飯、薯類、毛豆、南瓜、大豆、豆腐、納豆、菇類、鰹魚、鰤魚、鮪魚、鮭魚、蝦子以及章魚等。糙米如未好好咀嚼，會對腸胃造成負擔，因此米飯最好選擇白米或清粥。

如何因應

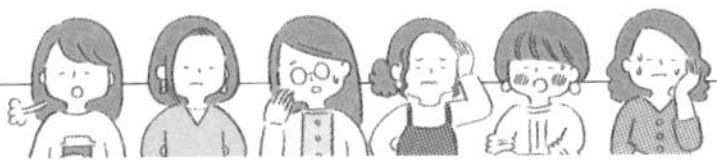

有沒有讓身體受寒？

首先要找出「覺得冷」的原因。試著從身體內外重新檢視，自己在生活中是不是做了什麼會讓身體受寒的事。

脖子、肚子以及腳踝沒問題嗎？

短版上衣、大大敞開的領口或者打赤腳等，都是應該避免的穿著。就算天氣暖和，也要帶件可披在身上保暖的衣物。

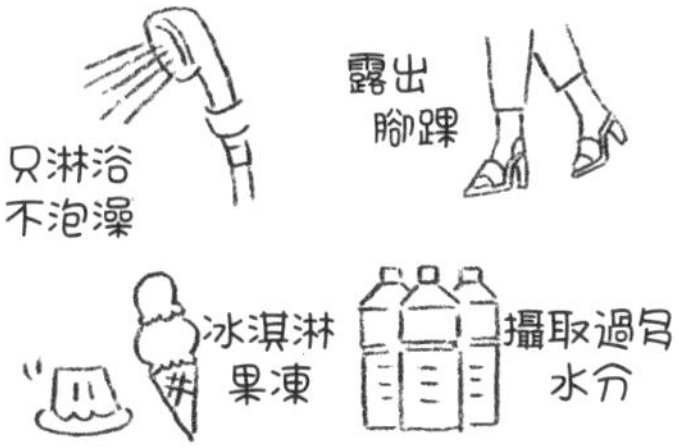

少吃冰淇淋跟果凍

你是否在飯後或洗完澡等時候，總會吃個冰淇淋或果凍呢？生菜也會讓身體受寒，切記不要吃太多。

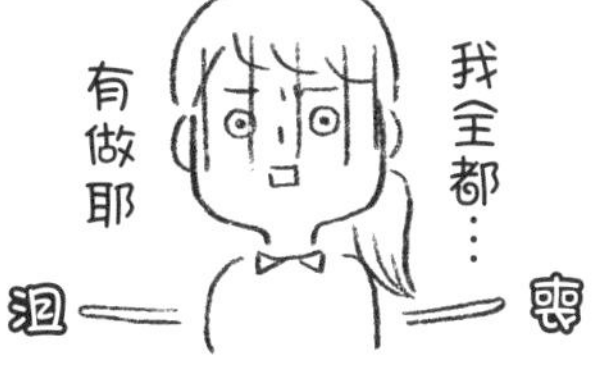

不可攝取過多水分

你是不是隨身帶著寶特瓶，上班時也會在桌上放個馬克杯方便喝東西呢？就算是熱飲，也會在體內變涼，因而形成寒性體質。

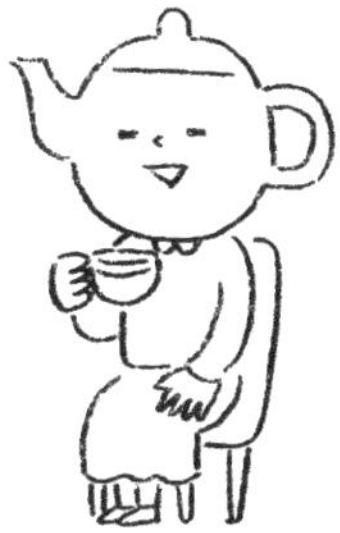

不能只淋浴不泡澡

長久不泡澡是不行的。尤其在炎熱的季節，往往會認為「把汗水跟污垢沖掉就行了」。請務必要泡澡，讓身體從體內暖和起來。

雖然沒有嚴重到必須看醫生，卻難以忽視的毛病

腰腿疼痛

不累積疲勞、不讓身體受寒，並且要吃黑色食物

腰腿疼痛被視為腎精虧虛，因此補腎為基本的養生之道。不可累積疲勞、不要讓身體受寒，並且要吃黑豆、黑芝麻等黑色食物，亦即補腎食材。

疼痛分為兩種：一種是「不通則痛」，另一種則是「不榮則痛」。不通則痛是血瘀或氣滯所造成，氣血瘀滯就會產生疼痛。血瘀會產生痛處固定的強烈疼痛；氣滯則會產生游走不定的脹痛。疼痛會因為寒冷或濕氣而加劇，一碰就不舒服。四十歲以後增加的關節痛，大多是不通則痛的類型。

不榮則痛則是氣虛、血虛所造成。這是能量不足引起的輕微鈍痛，疼痛範圍相當廣泛，撫摸或者用手碰觸就會覺得疼痛減輕。

如 何 因 應

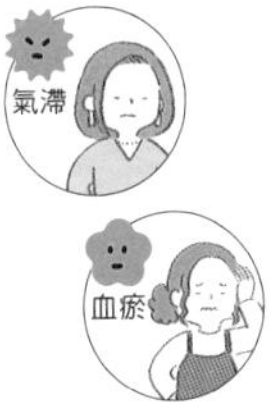

首先要讓痛處保持溫暖

減輕疼痛的重點在於保持溫暖，並改善排水功能（理水）。若是保持溫暖也未能減輕疼痛，就必須改善血液循環。

洗澡時可以在浴缸裡慢慢泡澡，使身體溫熱，最好能稍微流點汗。建議穿戴護具，以免痛處受寒。推薦食材為紅豆、玉米以及大白菜等。

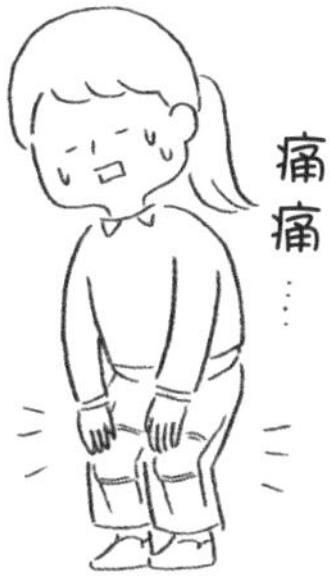

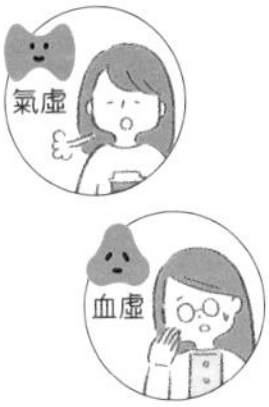

休息以補充能量

由於問題出在能量不足以及過勞、疲勞，除了讓身體休息之外，也要多吃補氣血的食材。運動只要稍微伸展的程度即可。

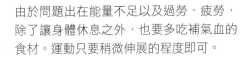

安排行程時要優先安排休息時間，而非「有空才休息」。補氣食材有牛肉、雞肉、蝦子、豆類以及山藥等。補血食材有牡蠣、豬肝、蕃茄、紅蘿蔔、黑芝麻以及黑木耳等。

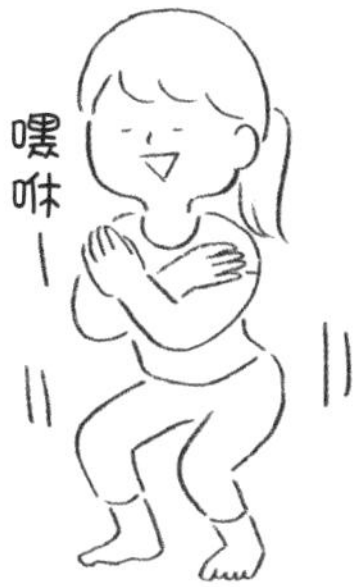

臉、脖子、手腳、眼睛、嘴唇、肚子以及背部等

全身乾燥

津液不足的陰虛狀態

臉、脖子、手腳、眼睛、嘴唇、肚子以及背部等身體各部位都很乾燥，也就是全身都津液不足。以漢方的分類來說，就是陰虛型的人。津液不足就該滋潤補津，不過，請別誤以為津液等同於水分。津液要透過食材來補充。如果因為乾燥就大量攝取水分，會造成腸胃虛弱，生成津液的能力也會因此減弱，反而讓乾燥程度更加嚴重。

津液是在陰的時間——亦即夜晚產生，所以要及早就寢。晚上10點入睡最為理想，不過10點上床睡覺、11點入睡也可以。雖說如此，但陰虛型的人大多不容易入睡。太陽下山後要盡量保持平靜，不看電視、不滑手機等，留意不要讓身心處於興奮狀態。

如 何 因 應

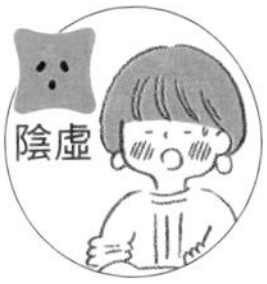

透過吃跟休息來滋潤補津

津液不是靠「喝」而是靠「吃」來補充。另外，由於夜晚可養陰，晚上10點過後應入睡，讓自己充分休息。

滋潤補津的食材有帆立貝、大白菜、山藥、白芝麻、百合根、梨子以及白木耳等白色食物。另外，所謂「酸甘化陰」，甘味、酸味同用可養陰，因此推薦梨子（甘味、酸味兼具）、咕咾肉、清粥配酸梅、蜂蜜配檸檬等食物。

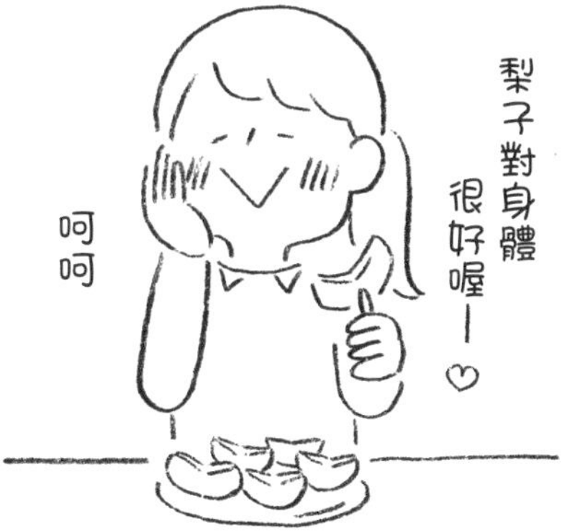

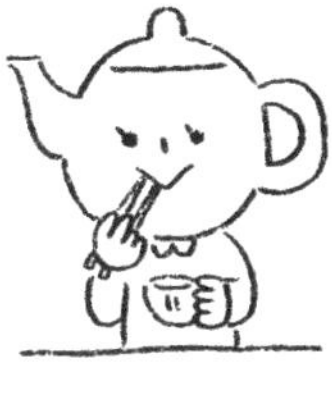

身體傳來「該休息囉」的訊息！

疲勞、倦怠乏力

透過飲食和呼吸來補充能量

「容易累」、「老是懶洋洋的」及「長期倦怠」為氣虛狀態，也就是能量不足的證據！試著回顧一下自己的生活，找出能量不足的原因吧！你是不是連續好幾天加班累得不得了？整天忙著看社群網站而睡眠不足？或者假日排了滿滿的外出行程呢？如果有這些狀況，就要立即改善。

體內生成氣（能量）的途徑有兩種：一種是透過飲食，另一種則是靠呼吸。氣虛型的人就算吃了有益身體健康的東西，也沒有足夠的能量消化吸收。所以不必拘泥於一日三餐，可採取少量多餐、飯後休息的做法。深呼吸也可以養氣。早上起床後、工作空檔、午休時間以及晚上睡覺前等時候，每天要多做幾次深呼吸。

如 何 因 應

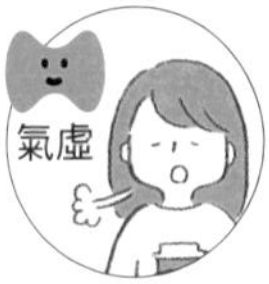

吃東西、躺下休息以及做日光浴

基本原則是透過吃來補充能量、躺下休息以避免能量消耗。另外，也可以從背部吸收太陽的能量。

曬太陽曬太久會造成身體疲憊，所以每天做15～30分鐘的日光浴就好。背部有提補陽氣的穴道，因此曬太陽要曬在背部。由於會受到風寒的影響，不可穿得太單薄。做日光浴的時候，穿著衣服也無妨。

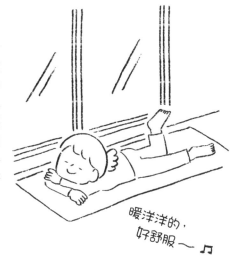

★漢方將人類視為四足動物，因此朝向地面的腹側為「陰」，朝向天際的背側為「陽」。

氣虛
氣滯
血虛
血瘀
陰虛
痰濕

相較於男性，這個症狀在女性身上更為常見

頭痛

漢方的做法是找出原因以改善症狀

偏頭痛是因為腦血管擴張壓迫到神經而引發的疼痛；緊張型頭痛則是因為肩頸肌肉緊繃而導致，這是西洋醫學將頭痛分類的處理方式，而漢方並非將頭痛分成「偏頭痛」、「緊張型頭痛」，漢方認為頭痛的原因有五種。其中一個是冷熱、氣壓變化等所引發的頭痛，在各種體質身上都能看到。許多人尤其是因為寒性體質或寒冷（包含冷氣房在內）而感覺頭痛，所以要注意保暖。此外就是要分別找出原因來改善症狀。

在亞洲有許多人為慢性頭痛而苦惱，「頭痛得難受，每天都吃止痛藥」也不是什麼罕見的事。不過，少吃點藥肯定對身體比較好，所以要找出頭痛的原因，讓自己的身體盡量不需吃藥。

如　何　因　應

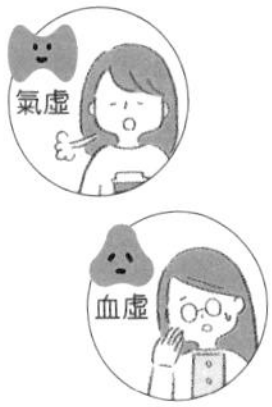

吃雞肉或蛋等補氣血的食材

過勞或飲食不規律使得能量不足，營養無法送到腦部會引發頭痛。其特徵為持續性的鈍痛，月經前後的頭痛也屬於這種類型。改善方法為重新檢視不規律的飲食習慣、吃補氣血的食材（請參考第37頁）。

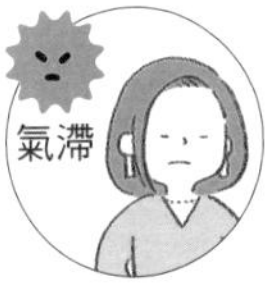

吃柑橘類等有香味的食材

氣滯型的頭痛為壓力性頭痛，大多是感覺太陽穴附近疼痛。可吃西洋芹、鴨兒芹以及柑橘類等有香味的食材。另外，烏賊、花蛤、蜆及鮪魚等食材有助於氣的運行，所以也建議食用。

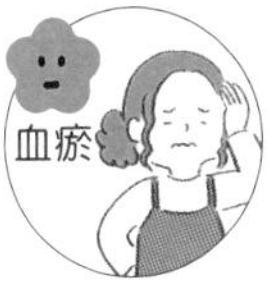

外傷治療為優先考量

因為外傷（受傷）形成血瘀而產生的頭痛。例如手腳骨折等，有時跟頭部完全無關的外傷也會引發頭痛。外傷若是痊癒，頭痛也就會改善。

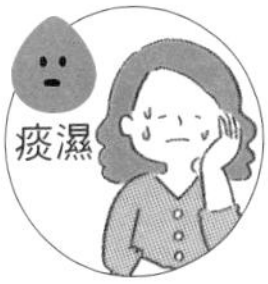

利用解毒的海藻類排除體內廢物

痰濕型的頭痛是因為吃太多、喝太多造成腸胃虛弱、氣血循環不良而引發。容易在下雨天或天氣冷的時候惡化。請重新檢視自己的飲食習慣，食用海帶芽等具備解毒作用的海藻類。

混混沌沌、昏昏沉沉、精神渙散

頭重悶脹

痰濕型的典型症狀，容易在下雨天惡化

「雖然沒有嚴重到頭痛的地步，但就是覺得腦袋昏昏沉沉」、「感覺頭重重的，沒辦法集中精神」。睡眠不足、疲勞、壓力以及肩頸痠痛等因素，試著想想腦袋為何不清醒，應該自己也能找出幾個原因吧？從漢方的觀點看來，頭重悶脹是痰濕型的典型症狀，有時伴隨著頭痛，而且症狀容易在下雨天惡化。

痰濕型的人，其體內容易蓄積水分等多餘的東西。只要把它想成「海綿吸飽了水的狀態」就很容易理解，所以會有「沉重」、「倦怠乏力」等症狀。

可在每日的菜單中放入海藻、菇類以及根莖類等食材，有助於排除體內蓄積的水分或多餘的物質。

如 何 因 應

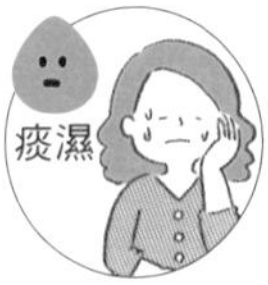

不攝取過多水分，讓身體流汗

痰濕型是像海綿吸飽了水的狀態一般。不要攝取過多水分，而是要排除水分，讓身體回復為乾海綿吧！

有必要重新檢視自己是否攝取了過多水分，也要避開生食、冷食、甜食以及油膩食物。為了排除體內蓄積過多的水分，做做運動讓身體流汗也很重要。建議運動為步行。活動身體、排除多餘的水分即可提高新陳代謝，並且消除水腫。

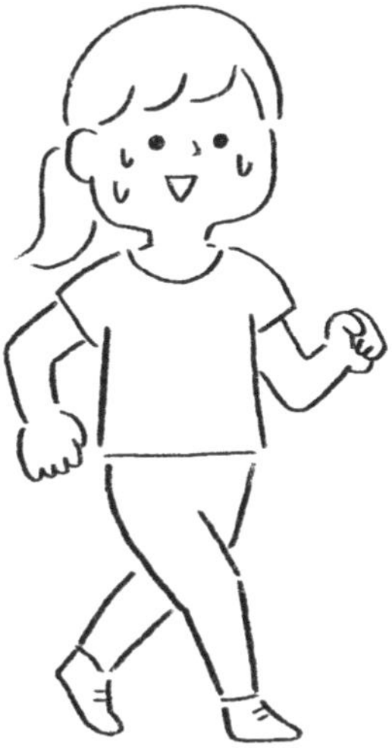

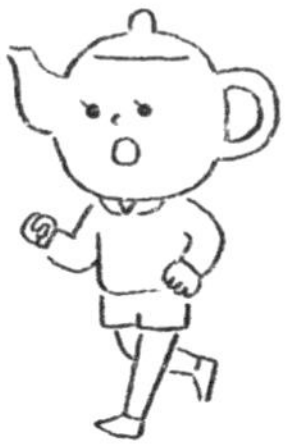

氣虛
氣滯
血虛
血瘀
陰虛
痰濕

令人不得不在意的小小不適

頭暈、站起時暈眩、耳鳴

這三種症狀背後都有能量不足的問題

西洋醫學大多將頭暈、耳鳴視為耳朵的問題，漢方則歸因為腸胃虛弱而無法產生足夠的能量，才會引發頭部能量不足的氣虛／血虛，以及體內廢物囤積於頭部而導致搖搖晃晃的痰濕型。只要觀察舌頭就能分辨。舌色淡白、舌體腫胖的是氣虛／血虛，舌苔變得很厚的則是痰濕。

另外，循環不良的氣滯與痰濕，有時也會出現耳鳴症狀。氣虛／血虛造成的耳鳴常見於高齡者，只要用雙手摀住耳朵，症狀就會減輕。若是用手摀住耳朵，耳鳴的狀況也沒有什麼變化，那就是痰濕或氣滯所造成的耳鳴。

西洋醫學將站起時暈眩視為貧血，漢方則認為這是能量不足所造成的氣虛／血虛（改善方法請參考左頁氣虛／血虛處的說明）。

如 何 因 應

＜頭暈、站起時暈眩、耳鳴＞

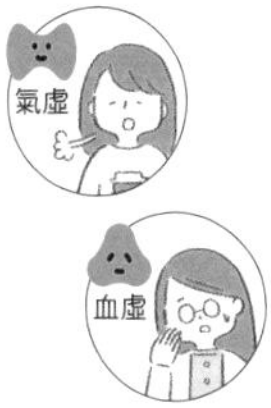

吃豬肝、蝦子等食材並且多休息

可吃羊肉、豬肝、蝦子、山藥、米飯及菇類等補氣食材，以及黑芝麻、黑豆等補血食材。另外，為了不讓能量消耗，記得要睡眠充足，讓身體可以好好休息。

＜頭暈、耳鳴＞

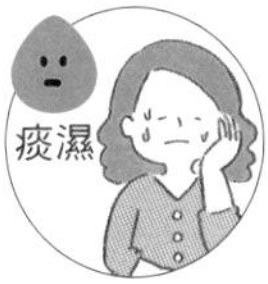

利用菇類、海藻類來清除體內廢物

菇類、海藻類可避免體內蓄積廢物，所以每天都要多吃一點。另外，不能吃太多含有砂糖或人工甜味劑的甜食、油炸食物跟零食餅乾等油膩食物以及冷食。水分也不能攝取過多。

＜耳鳴＞

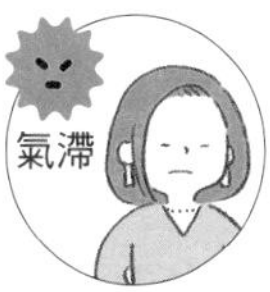

利用有香味的食材來促進循環

可在菜單中放入西洋芹、鴨兒芹等有香味的蔬菜，以及柑橘類、酸味食物等可改善氣的循環（理氣）的食材。

每個人多少都為此而苦惱

肩膀痠痛、腰痛

右肩痠痛為氣滯，左肩痠痛為血瘀

兩隻手臂的骨頭和肌肉加起來，大約有6～8公斤重。左右兩肩的肌肉實時刻刻承載著這個重量，所以就算肩膀痠痛也不奇怪。另外，從漢方的觀點看來，右肩經常痠痛的人是循環不良的氣滯型，左肩經常痠痛則是血液運行不暢的血瘀型。氣滯型的人只要充分伸展身體，改善循環就會變得輕鬆；血瘀型的人只要做一下伸展等動作，改善血液循環就會變得輕鬆。

腰痛雖然有很多原因，但大多是受到外界——亦即冷熱的影響。血瘀型的腰痛是因為寒冷導致血管收縮而引發，症狀會在天氣冷的時候惡化。天氣炎熱且濕度又高時發生的腰痛，其實也同樣是血瘀型，只是這樣的例子並不常見。另外，過勞、過度激烈運動、高齡或產後等身體虛弱的情況，有時也會引發腰痛。

如何因應

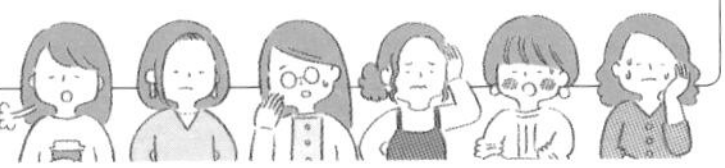

利用手肘畫圈來預防並減輕肩膀痠痛

日常生活中很少有機會把手抬得比肩膀還高，因此左右兩肩的肌肉總是在負重。利用手肘畫圈的方式來放鬆肌肉吧！

＜運動方式＞

將兩手的手指置於兩肩，像是要用手肘畫一個大圓般地轉動肩膀。重點是要將這個圓畫得離身體越遠越好。前後方向各做10次。

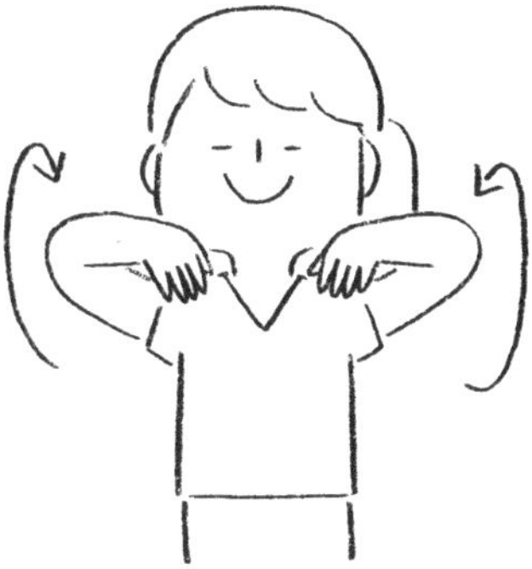

保暖可有效改善慢性腰痛

天氣一變冷，腰痛就更痛，但是泡過澡就會舒服點。像這樣類型的腰痛，平時就不能讓腰部受寒。痛得很難受時，用暖暖包來保暖也很有效果。

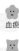

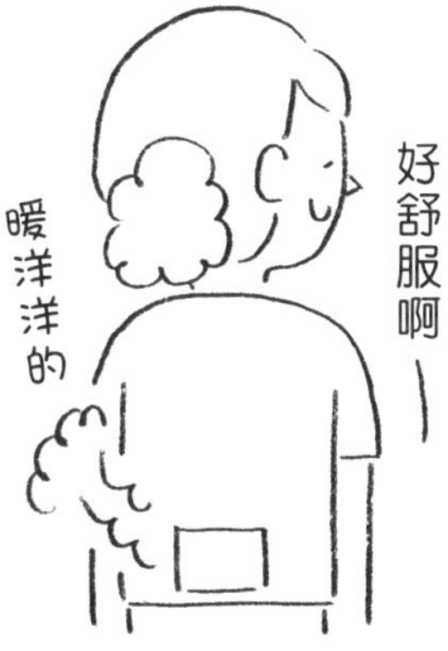

動作不順、動不了！

手指僵硬

血液循環不良的血瘀型或容易水腫的痰濕型會有這個症狀

「四十多歲的女性常見手指僵硬問題」，或許有人會想到希伯登氏結節，這種症狀會讓手指的遠端指間關節僵硬、腫痛且變形，漢方將其視為血瘀、痰濕狀態所引發的僵硬症狀。

血瘀型的人手指前端血液循環不良，痰濕型的人則是手指前端腫脹。舉例來說，喝酒又吃了很鹹的東西之後，隔天手指腫脹、僵硬且難以活動，這種情況就是痰濕。若手指僵硬的狀況一直持續下去，血液就會運行不暢，這種情況就是血瘀。不過，長期吃喝太多不必要的東西，也有可能形成慢性的痰濕體質。痰濕是飲食習慣所造成的；血瘀則是因為血虛或氣滯而形成。血虛型的人要吃補血食材，以免形成血瘀；氣滯型的人則是不能累積壓力，以免形成血瘀。

如 何 因 應

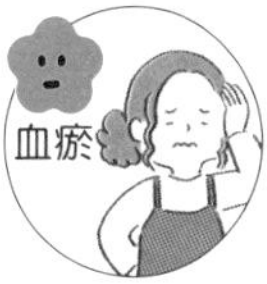

透過飲食和按摩等方法促進循環

避開甜食、油膩食物以及冷食。熬夜會使氣血循環變差，所以也應該避免。

透過伸展、手肘畫圈（請參考第49頁）以及按摩小腿肚來促進末稍循環，進而改善全身循環。

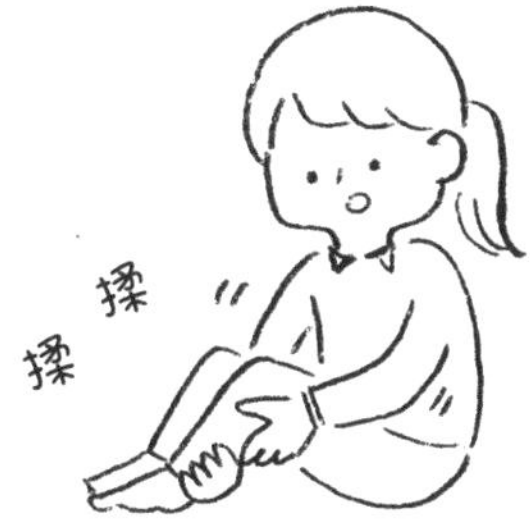

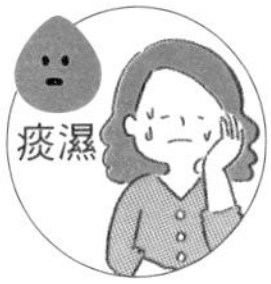

無論如何先減少水分和鹽分的攝取量

大前提是不要攝取過量。除了適當飲水之外，也要注意不要吃太多，八分飽就好。夜深了就不要吃東西。

不攝取過量的水分和鹽分，以免水腫。另外，不可過度使用手指，以免關節承受過多負擔。這是很重要的一件事。

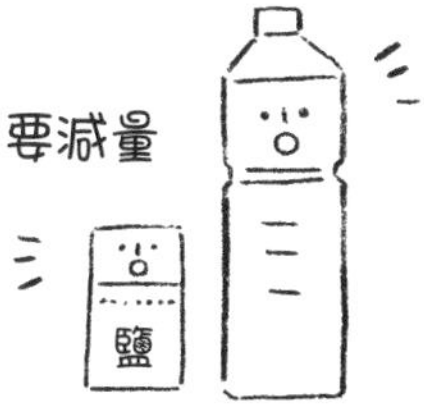

麻個不停，感到麻麻痛痛、刺刺麻麻

手腳發麻

任何類型都該養成早睡的習慣

到了停經前後的更年期，有時會因為荷爾蒙平衡的變化影響到自律神經，感覺手腳發麻，或是動作不靈活。漢方並沒有荷爾蒙的概念，而是將手腳發麻視為血瘀、氣虛／血虛或者氣滯的狀態。

血瘀和氣滯會有手腳發麻的症狀，是因為血液循環不好；氣虛／血虛則是因為能量不足、血不足，血液無法送達手腳等肢體末梢。氣虛可能進一步發展為「陽虛」，導致使身體溫熱的能力衰退，因此手腳容易冰冷或水腫。

可多吃能改善氣血循環（理氣）或補血以及補氣的食材，不同類型有不同的推薦食材。另外，任何類型都應養成早睡的習慣，晚上10點就要鑽進被窩。

如 何 因 應

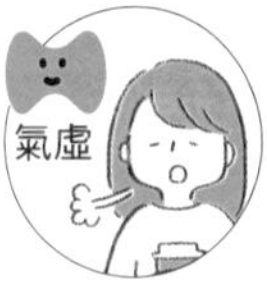

避開冷食，改吃溫性食材

不吃生冷的食物。放在冰箱冷藏的飯菜，一定要加熱過才吃。推薦食材為羊肉、牛肉、雞肉、蝦子、肉桂、胡椒以及蔥、薑、蒜等。

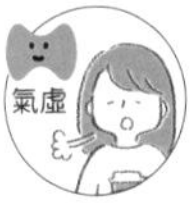

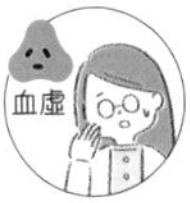

吃雞肉雞蛋，一次補足氣血

雞肉和雞蛋對氣虛、血虛都有助益。另外，氣虛可吃牛肉、蝦子、山藥、豆類、菇類、青花菜、栗子以及核桃等。血虛可吃豬肝、牡蠣、小松菜以及紅蘿蔔等。

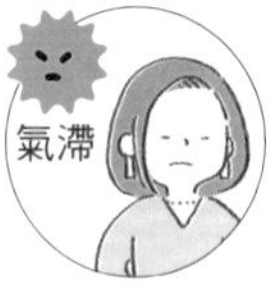

有香味的蔬菜不要煮過頭

茼蒿等具備清爽香味的蔬菜可改善氣的循環（理氣）。如果煮過頭，香味就會跑掉，因此只要在快煮好時加進去就行了。

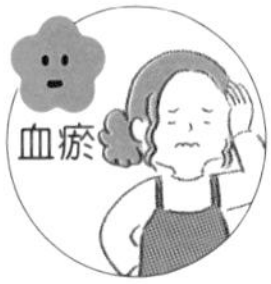

吃青背魚來降低血液濃度

血液濃稠不易流動者，可以多吃青背魚（沙丁魚、秋刀魚、竹筴魚及鯖魚等）、洋蔥以及蕗蕎等食物來降低血液濃度。

年紀大了就容易胖、瘦不下來？

體重增加

「變胖」「變瘦」都是因為腸胃虛弱

「年紀大了代謝變差，所以容易胖」、「瘦不下來」等等，為了減重而前來諮詢的人常會這麼說，但他們幾乎都只是因為吃太多才變胖而已。「代謝變差」就等同於「肌力下滑」。肌肉只要不使用就會流失，而且隨著年齡增長，肌肉量也會越來越少。肌力下滑、肌肉流失，所以能量消耗變少，如果還是跟年輕時一樣吃那麼多，當然會變胖。到底是吃太多還是運動量不夠？首先得找出自己體重增加的原因，才能對症下藥。

從漢方的觀點看來，「變胖」或「變瘦」都是因為腸胃虛弱。腸胃負責將食物分成「身體需要的」以及「身體不需要的」這兩種，並且將身體需要的食物轉化成氣、血與水；將身體不需要的食物則轉化成大小便。這項分類工作如果沒做好，就會變胖或者變瘦。

如何因應

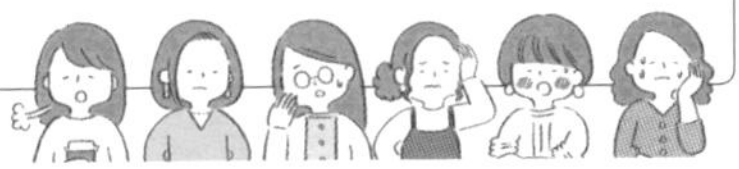

是否對腸胃造成額外的負擔？

檢視自己是否吃了太多會造成腸胃虛弱的食材？吃東西的方式是否會造成腸胃負擔？腸胃若是健康，自然就會變瘦。

早上不吃沙拉或冰沙

許多想要減重的人都會這麼做，但是一大早就吃沙拉或冰沙等食物，會讓腸胃受寒。

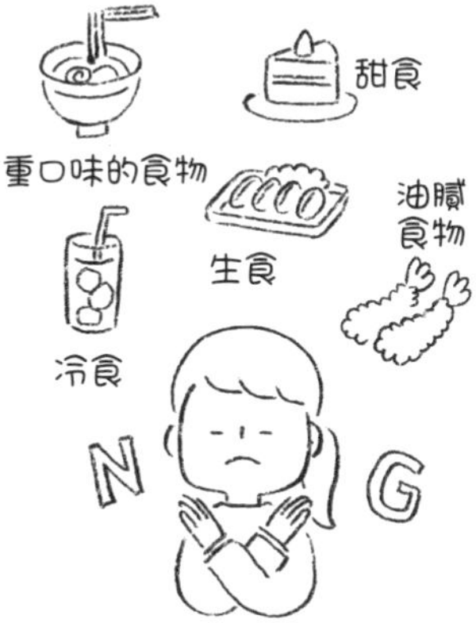

不要攝取過多水分

大口喝水的女性不僅相當引人注目，攝取過多水分也只會讓腸胃越來越虛弱。

肚子餓了才吃東西

肚子不餓正是腸胃所傳來的「讓我休息」的訊息。請在空腹後才進食，不必拘泥於一日三餐。※如果有「一直都不覺得餓」或者「怎麼吃都吃不飽」的狀況，請洽詢專業人員。

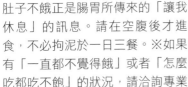

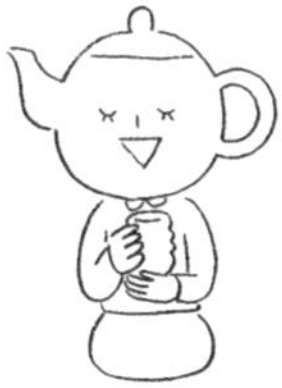

身心狀況欠佳，有時甚至早上爬不起來！

停經前的不適

原本就有的症狀增強，因而出現不適

停經前的不適症狀多變，且其狀況與嚴重程度因人而異。西洋醫學認為，停經前的不適是荷爾蒙失調造成。漢方則將其視為陰虛、氣虛進一步發展而成的陽虛、氣滯或痰濕狀態。各類型的典型症狀如下：

陰虛：變瘦、燥熱、睡不著、耳鳴及便祕等。

氣虛：怕冷、手腳冰冷、沒精神、水腫、腹瀉及排便偏軟等。

氣滯：煩躁易怒、情緒低落、腹瀉與便祕交替發生等。

痰濕：腹瀉、排便偏軟、頭暈、水腫及頭痛等。

這些症狀並不是「停經前才出現」。由於四十歲過後身體逐漸變差，使得原本就有的傾向增強，因而出現不適症狀。

如 何 因 應

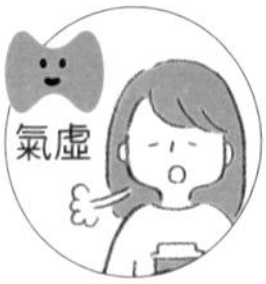

注意保暖，不可受寒

使身體溫熱的能力容易不足，總之要避免讓身體受寒。吃熱食，不吃生冷的食物。洗澡時要泡澡，讓身體慢慢出汗（流汗過多反而會讓症狀惡化）。另外，千萬不能睡眠不足。

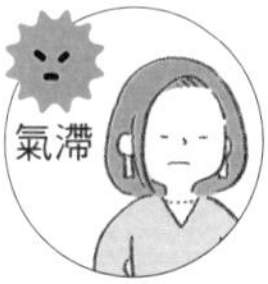

透過香味和興趣來放鬆身心

紫蘇、鴨兒芹或茼蒿等有香味的蔬菜以及葡萄柚等柑橘類，可改善氣的循環。培養興趣讓自己樂在其中，並給自己留點空閒時間，以放鬆身心。

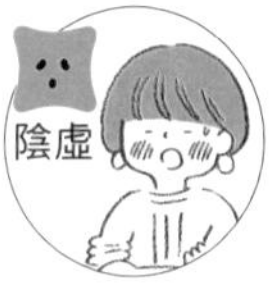

補充不足的津液

津液是在「陰」的時間——亦即夜晚——產生，所以晚上要好好休息。吃太多蔥、薑等辛香料或辣椒、山椒等熱性食材，會造成津液耗損，所以要盡量少吃。

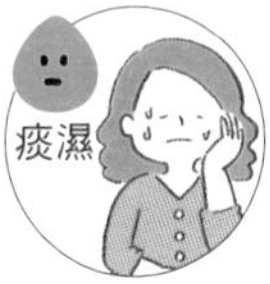

少喝酒，少吃甜食

請重新檢視自己的生活，是否有暴飲暴食、吃了太多甜食或油膩食物或是喝了太多水等會造成痰濕的原因。酒和甜食應該是「偶爾為之」的程度即止。

Column 1

合適的食材讓人好健康！

以「藥食同源」的觀念重新檢視飲食習慣

中國有「藥食同源」的觀念，也就是吃藥跟吃飯一樣重要。從這句話可知，想要活得健康，飲食有多重要。

另外，所有食材都有它的特性與作用，可以把食材分成五色五味。五色五味與五臟有密切關係，透過飲食可讓虛弱的五臟恢復健康（請參考第59～60頁）。就像「食療養生」這句話一樣，飲食可滋養生命。

均衡攝取適合自己的食材是飲食上很重要的一點。想透過食療來養生，需遵守以下四個重點：

① 避開肥甘厚味（油膩食物、甜食及重口味的食物）。
② 要吃煮過的食物（不吃生菜沙拉而選擇熟菜）。
③ 早上要吃熱食（冷食要等到下午才吃）。
④ 建議攝取量為穀物4：蔬菜4：動物性食品2。

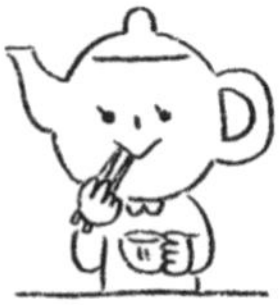

五臟與五味的關係

食物進入體內之後，會對五臟發揮作用，讓身體恢復元氣。
以下介紹分別可補養五臟的五味以及其食材。

肝

把「氣」運到全身，儲存血液並控制血流量。此外，也跟精神平穩以及維持眼睛、肌腱的功能有關。

酸味食材養肝

蕃茄、檸檬、橘子、草莓、酸梅以及醋等

心

將血液送至全身。除了一般所謂的心臟功能之外，也具備保持精神平穩的功能。

苦味食材養心

苦瓜、青椒、荷蘭芹、茗荷以及綠茶等

脾

跟胃部一同消化吸收食物，生成「氣血」並將營養運送至全身。

甘味食材養脾

米飯、薯類、紅蘿蔔、紅棗、香蕉以及蜂蜜等

肺

吸入新鮮空氣，並將「氣」以及「水」送至全身。此外，也跟肌膚潤澤以及排泄有關。

辛味食材養肺

蔥、薑、蒜、紫蘇、辣椒以及胡椒等

腎

也被稱為生命活動之源，生命力的泉源蓄存於此臟器。另外，腎也掌管了生殖、生長發育、荷爾蒙分泌以及免疫等功能。

鹹味（鹽味）食材養腎

烏賊、章魚、蝦子、蜆、昆布、味噌以及醬油等

五臟 將生存所需的功能分成「心、肝、脾、肺、腎」這五大類。這是比西洋醫學中的肝臟或心臟等內臟功能更加廣泛的概念。

五味 將食物的味道分成「酸、苦、甘、辛、鹹」這五大類。五味與五臟相對應，可利用「酸味、苦味、甘味、辛味、鹹味」來提高補養五臟的能力。

攝取五色食材

漢方也有將補養五臟、與五臟相對應的食材依照顏色分類的概念。
大略記住五味與五色食材，買菜的時候挑選食材會很方便。

肝

青色（綠色）食材養肝

蘆筍、高麗菜、小松菜、菠菜、萵苣、苦瓜、青花菜、奇異果以及綠茶等

心

紅色食材養心

豬肉、豬肝、鮪魚、鰹魚、鮭魚、蕃茄、紅椒、紅蘿蔔、草莓以及紅豆等

脾

黃色食材養脾

蛋、玉米、南瓜、馬鈴薯、栗子、香蕉、橘子、香橙以及大豆等

肺

白色食材養肺

白肉魚、蓮藕、白蘿蔔、大白菜、蕪菁、百合根、白米飯、牛奶、豆腐、白木耳以及白芝麻等

腎

黑色食材養腎

海帶芽、羊栖菜、海苔、牛蒡、香菇、紫米、黑豆、黑木耳、蒟蒻、黑芝麻以及黑醋等

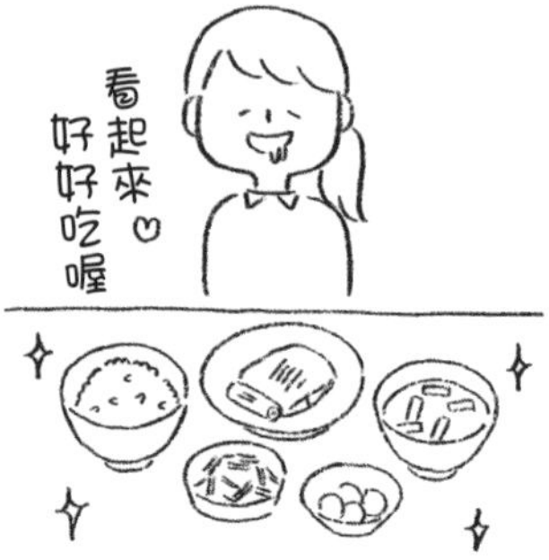

第3帖

有時候忍不住想哭

你的心靈處方箋

有時因為壓力或環境變化等原因，讓人覺得心很累。這種時候，就要給自己一點時間好好休息。

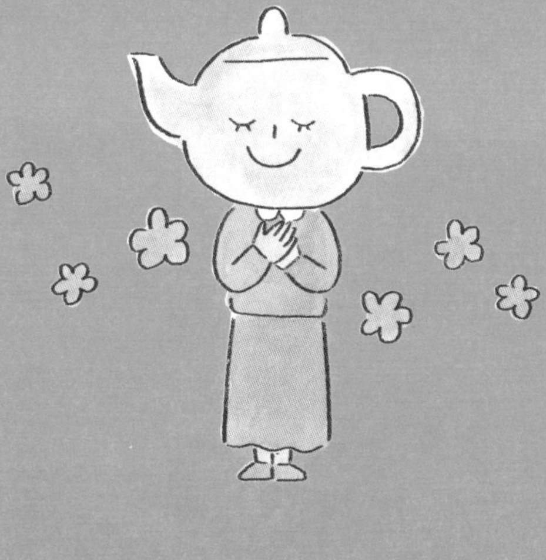

只是因為一點小事

心煩氣躁

每天早晨拉開窗簾，深呼吸10次

陰虛型和氣滯型的人，容易因為一點小事情就心煩氣躁。也有人同時具備陰虛與氣滯這兩種體質。陰虛為津液不足，要透過飲食來滋潤補津；氣滯型的人自律神經失調，所以要養成深呼吸的習慣。深呼吸時，先把空氣完全吐出，接著想像「從鼻子吸入的空氣通過脊椎，充滿整個骨盆」。不妨每天早晨起床後拉開窗簾，深呼吸10次。

薄荷茶的清爽香味可提神醒腦

香味有助於氣的運行，可舒緩煩躁的情緒。據說將薄荷當成茶葉沖泡、放進沙拉中或者炒來吃，能夠緩解頭痛。另外也推薦葡萄柚、柳橙或橘子等柑橘類。

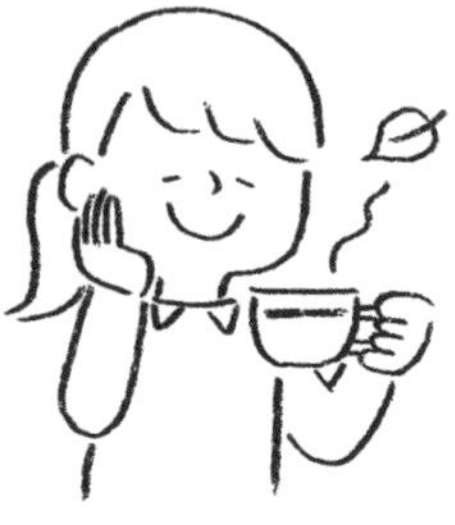

心情盪到谷底，難以平復

情緒低落

氣虛型的人常嘆氣，氣滯型的人常打嗝

長期情緒低落、提不起勁是能量不足的氣虛型常有的症狀。情緒低落不穩定，或有時忐忑不安且伴隨著腹脹的，則是氣滯型。氣虛型的人常嘆氣，氣滯型的人則有常打嗝的傾向。

氣虛型的人腸胃虛弱，無法產生能量，因此應避開甜食、油膩食物、冷食或者刺激性食物等，以免造成腸胃負擔。

要吃栗子、地瓜等熱呼呼又鬆軟綿密的食材

建議吃地瓜、馬鈴薯、栗子、豆類及米飯等熱呼呼又鬆軟綿密的食材。應避開砂糖的糖分，但地瓜等天然甜味則OK。吃東西時要充分咀嚼，以免造成腸胃負擔。

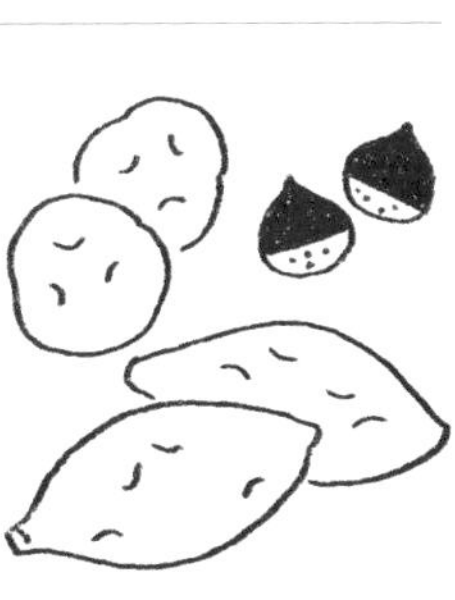

氣虛
氣滯
血虛
血瘀
陰虛
痰濕

一點小事就很在意，擔心得不得了

忐忑不安

過於勉強的減肥方式也會影響到心理層面

「血液運行於全身以供給養分」是西洋醫學與漢方共通的概念，而且漢方認為血也跟精神平穩有關，血不足的血虛狀態容易忐忑不安，所以有常做夢或是淺眠等症狀。你是不是採取「只吃早餐」、或者「只吃蘋果」這些過分而且極端的減肥方式呢？除了要吃補血食材之外，也要充分休息。

吃加州梅乾可緩解不安且能抗老！

補血聖品加州梅乾含有豐富的礦物質與維他命，西洋醫學也認為對貧血有益。加州梅乾富含多酚，可預防老化，因此也具備抗老的功效。

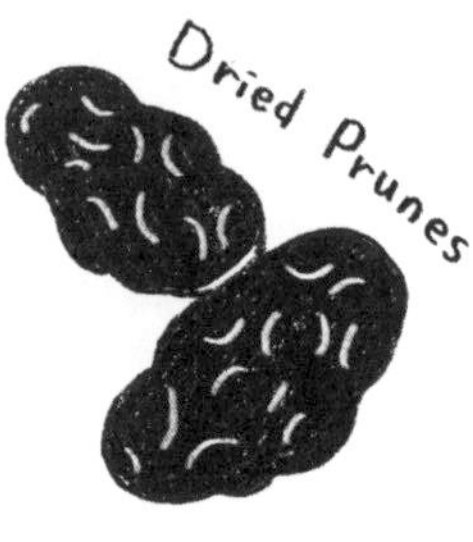

不開心，無法樂在其中

憂鬱

只要把「吃」跟「睡」看得很重要就行了

「無論做什麼都不太能樂在其中」、「跟朋友在一起應該很開心，卻悶悶不樂」，如此心境大概是因為工作過度、日夜生活顛倒以及睡眠不足等原因造成能量不足所引發的氣虛狀態。在這樣的時候，「自己這樣不行！」、「我得開朗一點才行！」，如此勉強自己打起精神可不行。正因為能量不足，所以最重要的是休息。「好好地吃、好好地睡」比什麼都來得重要。

吃蠶豆或毛豆來補充能量

豆類有很高的營養價值，尤其是大豆，含有豐富的蛋白質，因此被稱為「田裡的肉」，也具備良好的補氣功效。蠶豆和毛豆也對腸胃很好，而且水煮一下就能吃。懶得做菜卻又想要補充營養時，請務必試試。

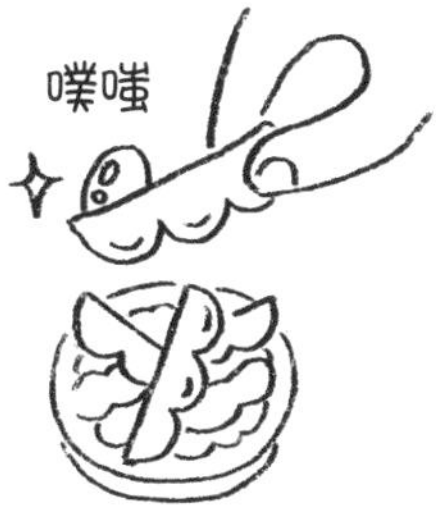

氣虛
氣滯
血虛
血瘀
陰虛
痰濕

心靈的引擎無論如何都發不動

提不起勁

不要造成腸胃負擔，不要勉強運動

提不起勁，亦即氣力不足，正是氣虛的狀態。不但氣力不足，也沒有體力，所以容易累，動不動就想躺下來休息，有時連話都懶得說。這樣的狀態如果一直放著不管，恐怕會出現憂鬱傾向，所以要靠著反覆「吃」跟「睡」，盡快將氣補足。由於腸胃虛弱，應少吃生冷、油膩的食物以及甜食，也要避免跑上樓等會造成呼吸急促的運動。

吃鵪鶉蛋可同時補氣血

氣不足的人，血也會不足，吃鵪鶉蛋可同時補氣血。鵪鶉蛋雖比雞蛋來得小，卻有很高的營養價值。可放入燉煮料理中，也可以當成佐料生吃。

鵪鶉蛋

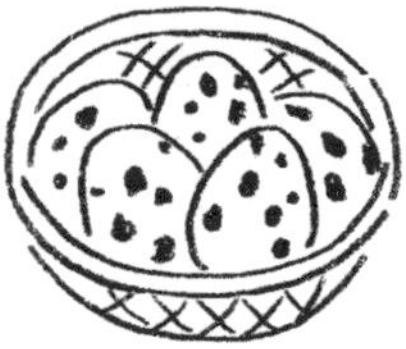

過大的情緒起伏讓人不知如何是好，令人疲憊

情緒起起伏伏

透過伸展或香味來改善氣的循環

原本幹勁十足，卻一下子就變得意志消沉。像這樣情緒不穩定且起伏過大，是因為氣滯的緣故。把身體縮成一團，氣就容易阻滯不暢，可伸展身體側邊來改善。建議可在吃東西、使用香氛產品或泡茶時品聞香味，不過咖啡則要特別小心。若是被咖啡香吸引而不小心喝太多，在咖啡因的刺激之下，情緒起伏可能會更大。

西洋芹、水芹菜等有香味的蔬菜有助於氣的運行

西洋芹、水芹菜、鴨兒芹、茼蒿、荷蘭芹、紫蘇以及香菜等有香味的蔬菜有助於氣的運行。挑選自己喜歡的食材，煮成清爽的香味蔬菜鍋，或者將這些有香味的蔬菜當成火鍋的佐料也不錯。

氣虛
氣滯
血虛
血瘀
陰虛
痰濕

動不動就擔心、感到焦慮

緊張兮兮

頭部營養不足，晚上也要讓眼睛休息

「大家都很淡定，怎麼只有自己那麼焦慮」、「我的個性就是容易緊張，沒辦法啊！」，若有這樣的想法，那麼你就是是血虛型。為頭部供給養分的血不足，所以才會緊張不安。改善方法是吃補血食材。熬夜會造成肝血耗損，千萬不能熬夜。另外，眼睛使用過度會導致身心疲憊。為了幫助睡眠，不要在床上滑手機或看書。

每天吃一湯匙黑芝麻，可加入涼拌菜或者灑在食材上

黑芝麻有補血、補腎（提高生命力）的功效，也含有豐富的鈣等礦物質。每天可以吃一點黑芝麻，將黑芝麻磨成粉，跟菠菜等蔬菜拌在一起，或者灑在米飯或豆腐上。

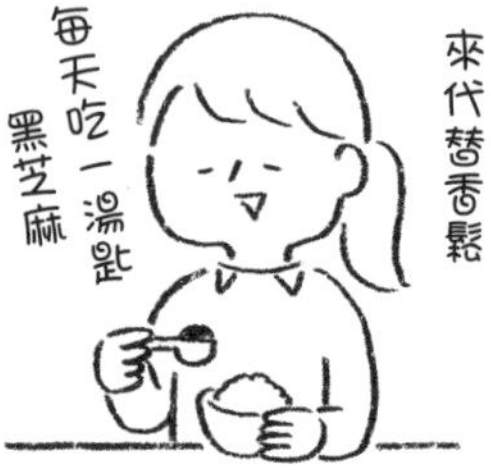

無法長時間保持專注

常見於氣虛型與血虛型，應早點回家休息

氣血不足，氣就容易耗散，無法長時間保持專注。做什麼都提不起勁的是氣虛型；做什麼都不持久的是血虛型，但兩者很難明確分辨。因為大部分的人都是氣虛、血虛兩種體質兼具，只是比例因人而異，因此要針對氣虛、血虛兩種體質來改善。「沒辦法長時間保持專注，所以工作都做不完」，如果因為這樣就長時間加班可不行。越是這樣的時候，越該早點回家，晚上好好休息是很重要的。

口味清爽的烤雞肉串可補氣血

雞肉是能補氣血的食材。雞肉可製成多種料理，在疲憊的時候，加上一點鹽巴和檸檬汁很快就能完成烤雞肉串，是口味清爽的好選擇。擔心脂肪含量的人，可以選擇雞柳等部位。

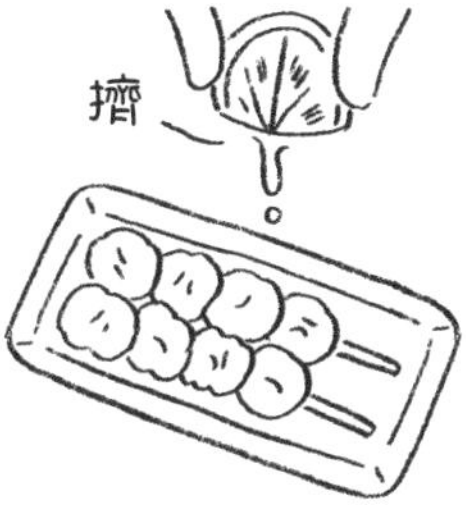

心煩氣躁，倦怠乏力

身心俱疲

針對不同類型的不同鍋物，可讓身心恢復元氣

雖然程度各有不同，但每個人在生活中都有壓力、有怒氣，也有悲傷的時候。想要盡可能愉快而充實地度過每一天，最重要的是留點時間給自己，好好休息並吃些有益身體健康的食物。你是不是被家事與工作追著跑，個人的事卻一拖再拖呢？請先訂好「晚上六點是晚餐時間」而非「等這些事情做完就吃晚餐」，並在心情平靜的狀態下悠閒地用餐。

這裡要推薦給讀者的，是做法簡單、暖呼呼又能吃到許多蔬菜的火鍋。雖是針對不同類型來介紹，但基本原則是一樣的。都是用昆布熬煮高湯，接著放入推薦食材就行了。跟家人一起用餐時，也只需要放入適合自己的食材。

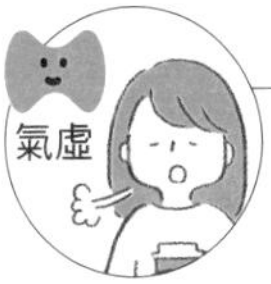

氣虛型的人適合吃菇菇鍋

氣虛型的人大多是寒性體質，吃了生菜會讓身體更加畏寒。吃個火鍋，讓身體從體內暖和起來吧！

＜材料＞分量可自行斟酌

雞肉
香菇
舞菇
金針菇
地瓜
昆布（熬湯用）

＜沾醬＞

- 和風醬
  ＋蘿蔔泥
- 醬油
  ＋醋＋薑
- 將昆布放入水中，以小火煮沸。沸騰之後取出昆布，放入食材。

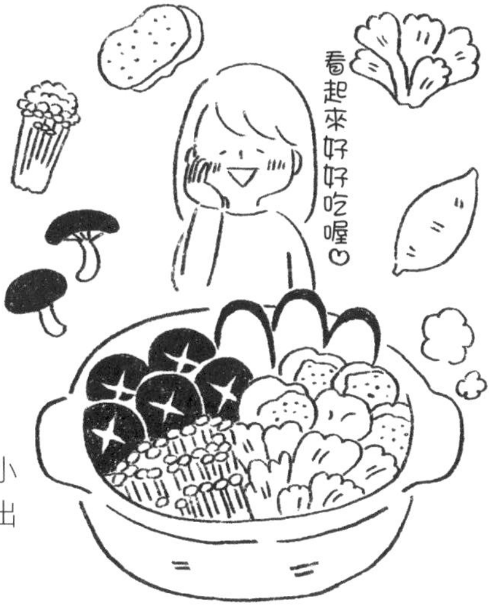

＜其他推薦食材＞

- 蝦子
- 薯類
- 米飯
- 豆類
- 菇類
- 牛肉
- 鮭魚
- 南瓜
- 紅蘿蔔

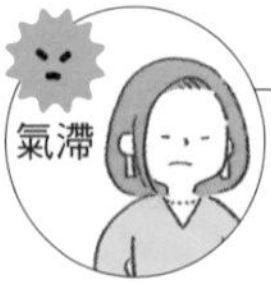

氣滯型的人適合吃香香鍋

氣阻滯不暢的氣滯型可以吃有香味的蔬菜鍋，聞著芳香蔬菜慢慢享用吧！

＜材料＞分量可自行斟酌

花蛤
茼蒿
鴨兒芹
蒟蒻

＜沾醬＞

- 和風醬
  ＋黑芝麻
- 和風醬
  ＋紫蘇（切絲）
- 將昆布放入水中，以小火煮沸。沸騰之後取出昆布，放入食材。

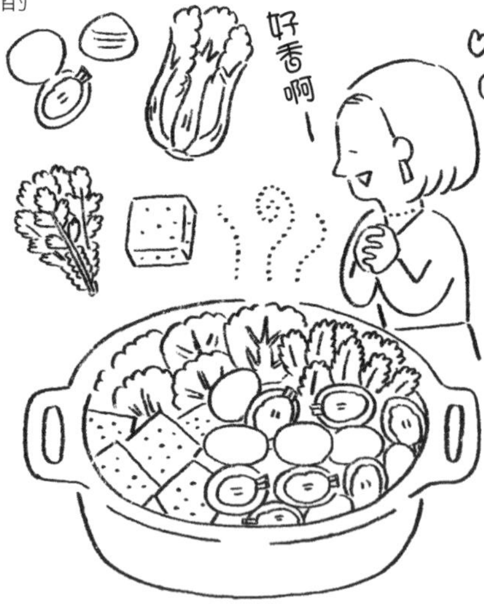

＜其他推薦食材＞

- 烏賊
- 章魚
- 蜆
- 文蛤
- 香菜
- 紫蘇等香草類
- 酸橙、酢橘以及檸檬等柑橘類

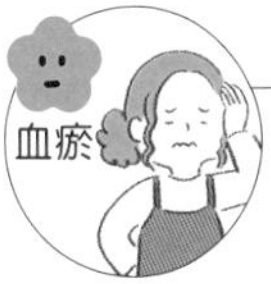

血瘀型的人適合吃整罐鯖魚罐頭鍋

血液運行不暢的類型，暫時不要吃脂肪含量高的肉類，改吃鯖魚。只要善用鯖魚罐頭，就是一道簡單的美味料理。

＜材料＞分量可自行斟酌

鯖魚罐頭（水煮）
韭菜
大白菜

＜沾醬＞

- 和風醬
  ＋薑
- 和風醬
  ＋蔥（切末）
- 將昆布放入水中，以小火煮沸。沸騰之後取出昆布，放入食材。

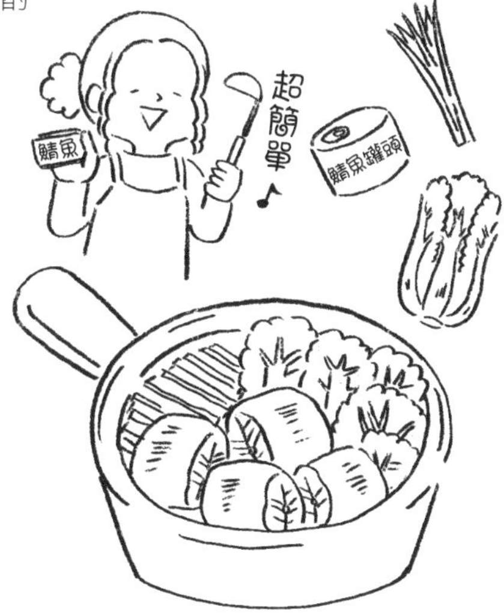

＜其他推薦食材＞

- 竹筴魚、秋刀魚等青背魚
- 螃蟹
- 茄子
- 洋蔥
- 荷蘭芹
- 蕗蕎
- 黑木耳
- 黑豆
- 大蒜
- 薑
- 黑醋

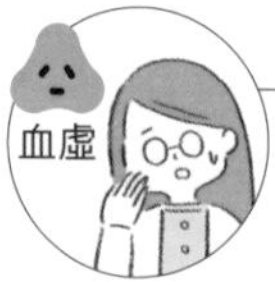

血虛型的人適合吃壽喜燒鍋

血不足的血虛型可以吃肉類來恢復元氣，
不過調味要清淡，口味不要太重。

<材料>分量可自行斟酌

牛肉
菠菜
蔥
豆腐
蒟蒻絲
黑木耳
壽喜燒醬汁（醬油、味醂、水的比例為1：1：1）

<沾醬>

- 蛋液
- 以中火熱鍋，將油倒入鍋中。蔥入鍋爆香後，放入牛肉快速拌炒，接著倒入壽喜燒醬汁，再放入其他食材煮到入味。

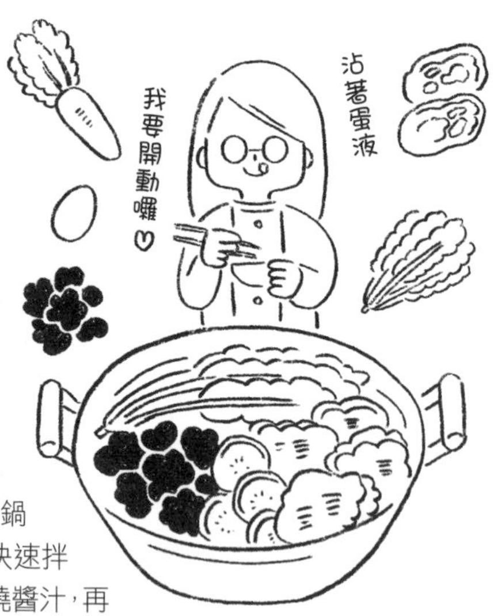

<其他推薦食材>

- 雞肝
- 紅蘿蔔
- 小松菜
- 紅棗
- 枸杞
- 黑豆

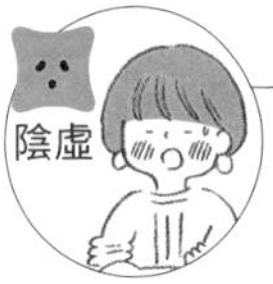

陰虛型的人適合吃芝麻豆漿鍋

津液不足的陰虛型可以吃加入滋陰食材的鍋物。如果味道不夠，可以加一點鹽。

＜材料＞分量可自行斟酌

豬肉
大白菜
豆腐
豆漿（與水等量）
白木耳

- 將昆布放入水中，以小火煮沸。沸騰之後取出昆布，放入豆漿等食材。

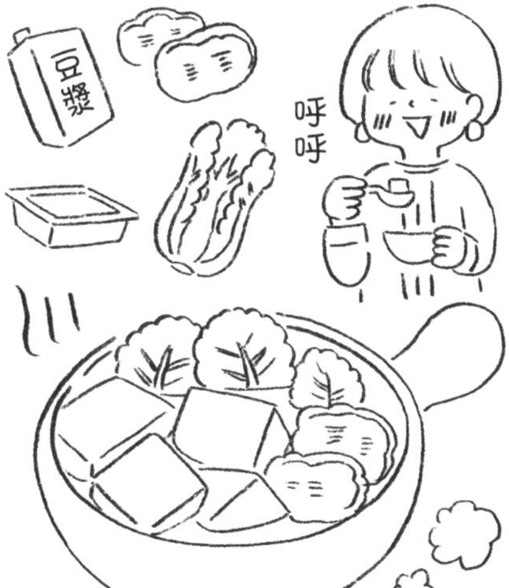

＜其他推薦食材＞

- 雞翅
- 豬腳
- 烏賊
- 甲魚
- 鮑魚
- 花蛤
- 海帶芽
- 山藥
- 蓮藕
- 秋葵
- 百合根
- 白芝麻

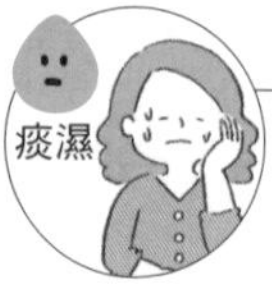

痰濕型的人適合吃海鮮鍋

容易蓄積水分的痰濕型可以吃放入許多海藻與菇類、低卡路里的清爽鍋物。

＜材料＞分量可自行斟酌

花蛤
海帶芽
石蓴
白蘿蔔
菇類

＜沾醬＞

- 和風醬
- 將昆布放入水中，以小火煮沸。沸騰之後取出昆布，放入食材。

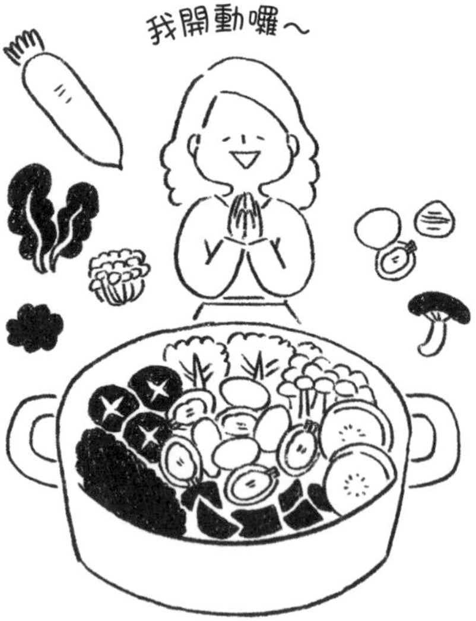

＜其他推薦食材＞

- 青甘鰺
- 蜆
- 海藻類
- 牛蒡
- 紅蘿蔔
- 蕪菁
- 水菜
- 茼蒿
- 瓜類
- 冬瓜
- 小黃瓜
- 竹筍
- 蒟蒻

※選擇富含膳食纖維的食材

推薦飲品

炎熱的季節讓人想喝透心涼的飲料，口渴的人也總會伸手去拿冷飲，想讓自己清涼一下。但是冷飲傷胃，因此無論什麼類型都應該喝熱飲才對。喝習慣之後，熱飲也能讓人心滿意足。

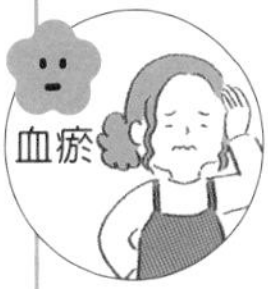 • 烏龍茶 • 普洱茶 • 杜仲茶 • 玫瑰茶 甜飲、加了很多生奶油的飲料都不能喝。	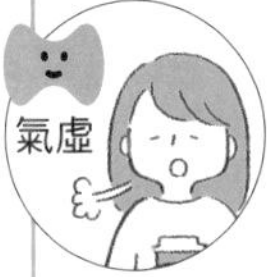 • 焙茶 • 紅茶 • 杜仲茶 少喝冷飲。如果要喝紅茶，建議加入肉桂。
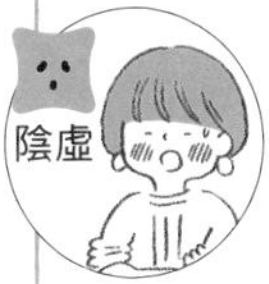 • 焙茶 • 綠茶 • 奶茶 不可喝冷飲，要喝熱飲！如果想喝甜的，可以加點蜂蜜。	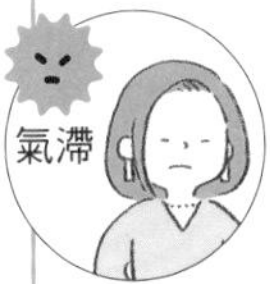 • 玫瑰茶 • 茉莉花茶 • 洋甘菊茶 • 薄荷茶 少喝甜飲。如果要喝紅茶，建議加入檸檬。
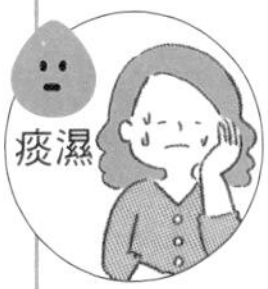 • 薏仁茶 • 烏龍茶 • 普洱茶 少喝冷飲！也要注意不要攝取過多水分。	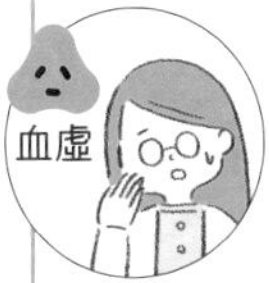 • 焙茶 • 紅茶 不可喝冷飲。建議可在紅茶裡放入加州梅乾。

Column 2

調整一整天的生活作息

從睡覺、起床時間來著手

中國最古老的醫書《黃帝內經》當中，記載了子午流注的理論基礎。「子午」指的是時辰，「流注」則是人體十二臟腑（經脈）的氣血循環。將一天二十四小時分成十二等分，每一等分為兩小時。左頁的圖就是跟每個時辰對應的臟腑以及養生法。

舉例來說，早上7點到9點是胃經氣血流注最為旺盛的時間。由於消化功能變好，在這個時間吃早餐，身體可吸收營養。

傍晚5點到7點腎經當令。腎是儲存身體能量之源的重要臟器，其能量不足會造成老化，因此要充分攝取營養保持年輕。

晚上9點過後要放慢步調，11點前入睡。睡眠品質良好，就能在肝經運行時間養好肝血，皮膚也會變得有光澤。

拿左頁的圖跟自己的生活作息比較看看，結果如何？是不是太晚吃飯或太晚睡覺呢？請盡量依照這張圖的時間調整每天的生活作息，讓身體處於良好狀態。

子午流注生活作息圖

「子午流注」以兩個小時為單位來劃分，將一天分成十二個時辰，並標示各個時辰氣血流注最為旺盛的臟腑與其養生法。請依照這張圖來調整自己的生活作息。

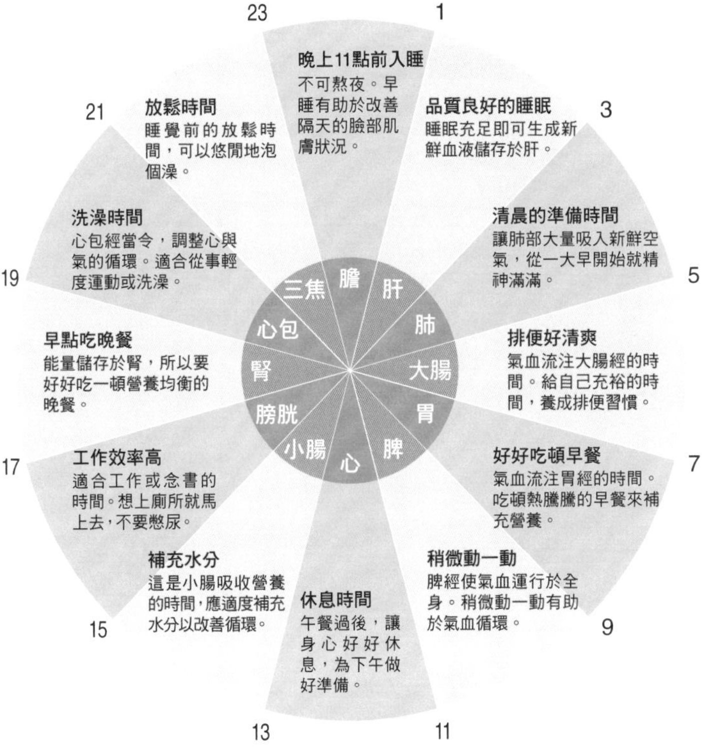

23
1
晚上11點前入睡
不可熬夜。早睡有助於改善隔天的臉部肌膚狀況。
膽
3
品質良好的睡眠
睡眠充足即可生成新鮮血液儲存於肝。
肝
5
清晨的準備時間
讓肺部大量吸入新鮮空氣，從一大早開始就精神滿滿。
肺
排便好清爽
氣血流注大腸經的時間。給自己充裕的時間，養成排便習慣。
大腸
7
好好吃頓早餐
氣血流注胃經的時間。吃頓熱騰騰的早餐來補充營養。
胃
9
稍微動一動
脾經使氣血運行於全身。稍微動一動有助於氣血循環。
脾
11
13
休息時間
午餐過後，讓身心好好休息，為下午做好準備。
心
15
補充水分
這是小腸吸收營養的時間，應適度補充水分以改善循環。
小腸
17
工作效率高
適合工作或念書的時間。想上廁所就馬上去，不要憋尿。
膀胱
早點吃晚餐
能量儲存於腎，所以要好好吃一頓營養均衡的晚餐。
腎
19
洗澡時間
心包經當令，調整心與氣的循環。適合從事輕度運動或洗澡。
心包
21
放鬆時間
睡覺前的放鬆時間，可以悠閒地泡個澡。
三焦

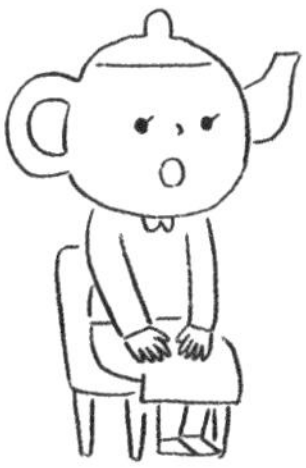

Column 3

溫中散寒的食材與清涼降火的食材

挑選食材時也要看「五性」

漢方將食材分為溫中散寒的食材（熱性、溫性）、既不溫熱也不寒涼的食材（平性），以及清涼降火的食材（涼性、寒性），統稱為「五性」。夏天或者心煩氣躁的時候，應該吃清涼降火的食材；寒性體質的人，應該吃溫中散寒的食材。像這樣依照不同的季節或症狀來挑選食材，也是很重要的。請參考左側的表格。

五性	食材	功能
熱性	羊肉、肉桂、辣椒及山椒等	溫中散寒、改善氣血循環。
溫性	牛肉、蝦子、南瓜、韭菜、舞菇、大蒜及桃子等	
平性	雞肉、雞蛋、秋刀魚、馬鈴薯、紅蘿蔔、高麗菜、梨子及芝麻等	可每日食用、具備滋養功效的食材。
涼性	豬肉、茄子、小黃瓜、菠菜、豆腐及柳橙等	清除體內多餘的熱氣，也具備利尿、消炎的作用。
寒性	螃蟹、苦瓜、牛蒡、冬瓜、蓮藕、香蕉、柿子及西瓜等	

第4帖

常見症狀的處方箋

要是沒這毛病就好了

輕熟女的症狀百百種。本單元針對其中的常見症狀提供建議，希望或多或少能有所改善。請務必耐心嘗試看看。

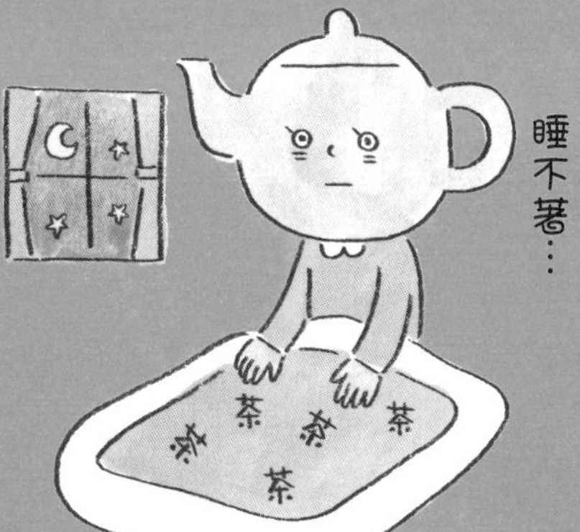

怎麼也睡不著、睡眠很淺

睡不著

不耗損多餘的血且需補充不足

「年輕時只要一躺下就睡著，最近卻很難入睡」，如果是這樣，那麼你是血虛型。「我得趕快睡著才行，明明想睡卻睡不著！」的情況也難以消除疲勞，很辛苦呢！

難以入睡的血虛型有個特徵，就是會做很多夢。這種情況要吃補血食材，而且平常要注意不可耗損肝血，例如不要用眼過度等。

若是睡不好又會做惡夢，那就是痰濕型而非血虛。痰濕型的人會在體內蓄積多餘的東西，使得原本清澈的腦袋變成混濁狀態，所以才會做惡夢。痰濕型的人要少吃甜食等食物，尤其不可在深夜吃甜點，或者在睡前喝酒。

如何因應

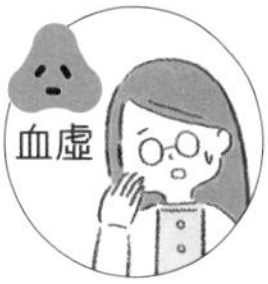

少看電視，少滑手機

用眼或用腦都會造成肝血耗損。上班時間也要盡量讓眼睛休息，回到家中則應少看電視、少滑手機。

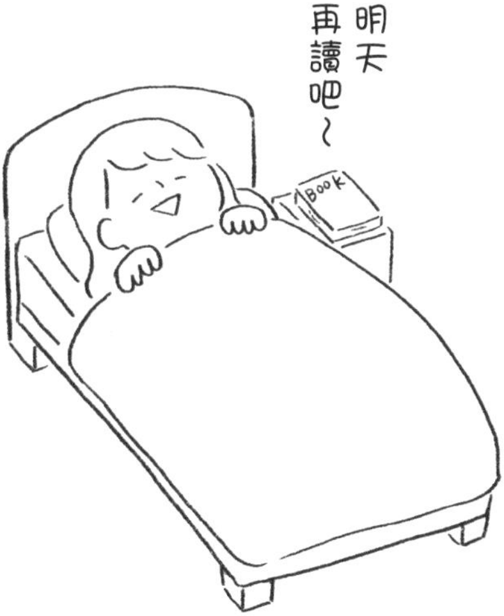

你是不是明明沒有什麼想看的節目，但一回到家就打開電視呢？看電視、為了使用社群媒體或打電玩等而滑手機、用電腦，以及看書、閱讀雜誌等，這些需要用眼的事要盡量避免，早點上床休息。

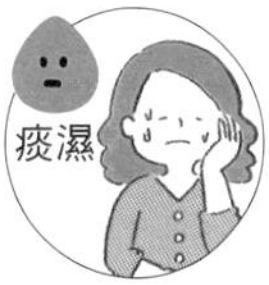

持續運動

平常就要注意不要吃太多甜食、油膩食物或攝取過多水分。另外也建議要每天運動流點汗。

沒辦法睡得很熟嗎？

時睡時醒

睡眠所需的能量不足！

「睡睡醒醒」、「只要有一點聲音就醒過來」，跟第82頁的「睡不著」同樣是血虛型。「明明白天很累，卻睡不著」的情況就不只是血不足，連氣也不足，所以是血虛或氣虛型。這是因為白天的行程過累，導致睡眠所需能量不足，所以才會時睡時醒。

睜眼到天亮的人也是血虛或氣虛型。由於腸胃虛弱，無法產生充足的能量，導致睡眠所需能量不足，因此才會睜眼到天亮。

另外，「因為胸悶而醒來」、「做夢突然驚醒」則是痰濕型；半夜醒來想東想西睡不著的則是氣滯型。

如何因應

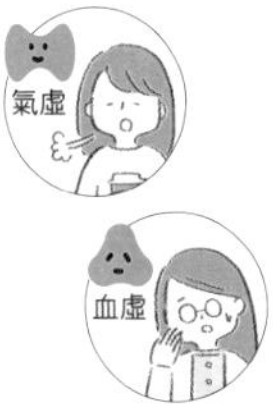

總之要好好休息

氣虛、血虛型的人容易出現睡眠方面的問題。基本原則是要吃能補氣血的食材，並且好好休息。

雖然有人說「半夜會醒來是因為白天動得不夠」，不過這個說法是針對健康的人。氣虛、血虛型的人應避免劇烈運動，以免氣血耗損過多。留點時間好好休息，以免氣血耗損。

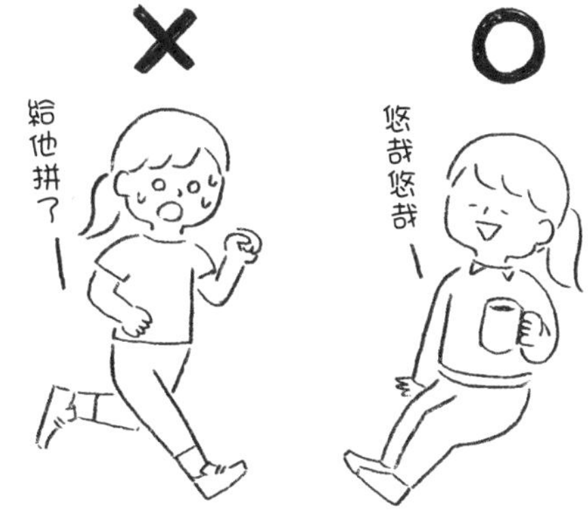

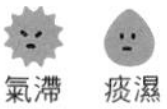

- 氣滯型的人要吃有香味的蔬菜或柑橘類，並伸展身體側邊，以改善氣的循環。
- 痰濕型的人要注意不要吃太多甜食、冷食、油膩食物或攝取過多水分。

很希望能一覺醒來神清氣爽

早上爬不起來

「很想一直睡下去」、「白天也很愛睏」是因為能量不足

四十歲過後，只要有任何身心不適，很容易讓人覺得問題出在更年期。「更年期到了，所以早上爬不起來」、「早上爬不起來是更年期的症狀之一啦，沒辦法」在這麼認定之前，應該先檢視一下自己的日常生活，是否有任何原因會讓你早上爬不起來。

如果你「都是12點過後才睡」，那就只是因為睡眠不足而已。只要早點睡，就能解決問題；「每天10點、11點就已經睡了」的話，就是氣虛狀態。

氣虛就是能量不足，不只是「早上爬不起來」，也會有「很想一直睡下去」、「白天也很愛睏」或是「動不動就想躺下來」等症狀。也有人原本精神十足，卻因為過勞等原因而突然變成氣虛。

如 何 因 應

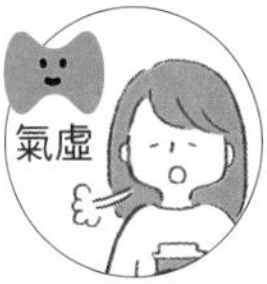

優先安排「休息時間」

能量不足的狀態就算想打拼也沒辦法。安排行程時要優先安排「休息時間」，而非「有空才休息」。

能量不足的狀態若是一直持續，總有一天會吃不消。請將目標設定為「晚上10點鑽進被窩，11點入睡」。假日則要先安排「休息時間」，有多餘時間才安排行程。
此外要多吃山藥、馬鈴薯、南瓜、牛肉、雞肉、鰻魚以及沙丁魚等補氣食材。

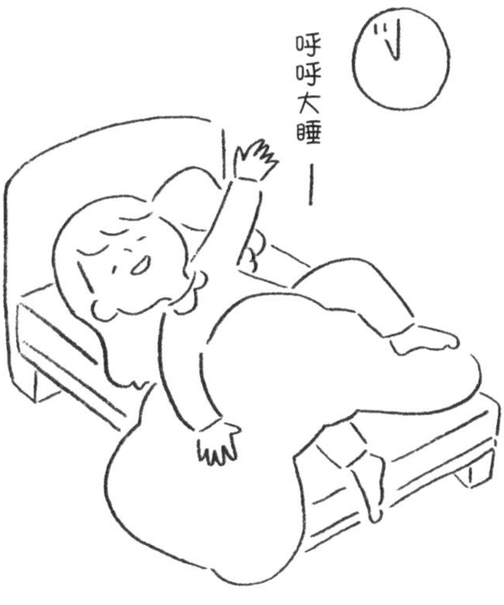

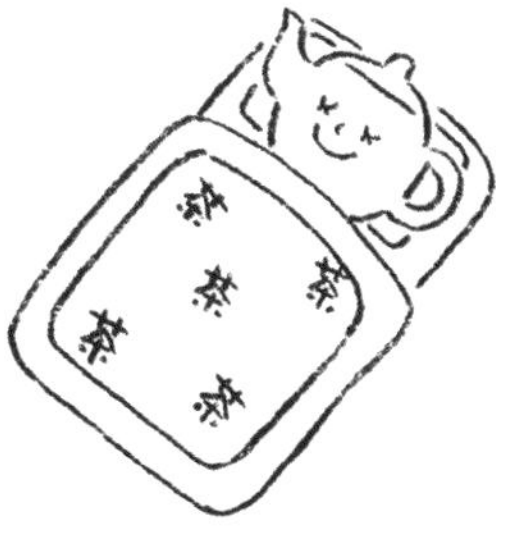

狀況時好時壞，很不穩定

一整天身體狀況起起伏伏

有時會沒有「氣」即為氣虛

感覺「身體狀況起起伏伏」的人，一般多是氣虛型。舉例來說，「早上起床時狀況很差，中午過後感覺還好，到了下午就恢復正常」是典型的氣虛。「早上比較有精神，到了下午、傍晚的時間就覺得累」的情況或許只是上午太過操勞，但如果每天都是這樣的話，也能判定為氣虛。

從漢方的觀點看來，上午是陽的時間，下午則是陰的時間。所以到了下午，一般會是陽消陰長（陽為能量，陰為津液）。然而陰氣不足則不能制陽，「到了下午總感覺身體發熱」、「一到晚上就很有精神」即為陰虛。精神狀況時好時壞的是氣滯。

如 何 因 應

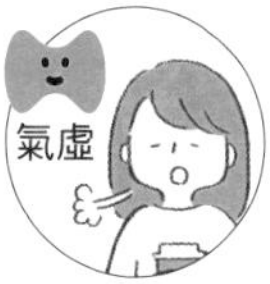

要吃薯類或豆類等熱呼呼又鬆軟綿密的食材

多吃山藥、地瓜、馬鈴薯、豆類、南瓜以及栗子等熱呼呼又鬆軟綿密的食材來補氣（亦即補充能量），晚上10點就上床休息。

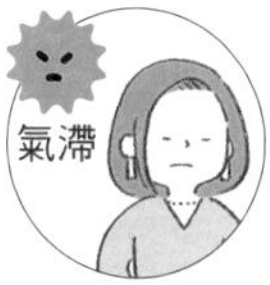

香味有助於氣的運行

熬夜會耗損陰血，導致氣的循環變差，所以晚上10點到11點就要上床睡覺。推薦食材為有香味的蔬菜或柑橘類、烏賊、花蛤、蜆以及鮪魚等。

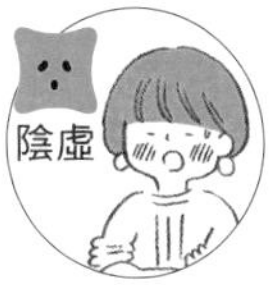

10點就要上床睡覺

熬夜會造成津液耗損，所以不能熬夜。10點就要鑽進被窩，11點入睡。建議吃百合根、山藥以及豆腐等白色食材。辛香料會讓體內更加乾燥，注意不要吃太多。

對話中出現越來越多「這個」和「那個」！

健忘

無法將營養送到腦部每個角落就是血虛

專有名詞怎麼也想不起來、對話中出現越來越多的「這個」、「那個」、忘記有事要辦，或者忘記跟人有約。跟年輕時相較之下，無論誰都變得比較健忘。

從漢方的觀點看來，「健忘」就是血虛。營養來自於血，因此血若是不足，就無法將營養送到腦部的每個角落，使得思考能力下降、注意力不集中，因而變得健忘。

血虛型的人營養不足，所以千萬不能採取過於勉強的減肥方式。而且也不能偏食，不能只吃自己喜歡的東西，必須均衡攝取各種食材。另外，用眼過度會造成肝血耗損。少盯著手機、電腦以及電視等螢幕，並減少看書的時間等，讓眼睛好好休息也很重要。

如何因應

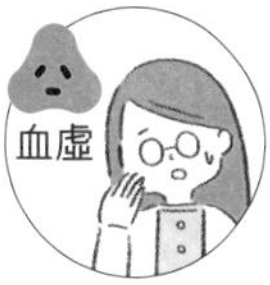

也要吃薯類等補氣食材

血虛型的人大多也會有氣虛的問題。除了補血食材之外，如果也能吃些補氣食材，效果會更好。

菠菜、小松菜、紫米、黑豆、黑芝麻、黑木耳、紅棗以及加州梅乾等黑色或深色食物為補血食材。

山藥、南瓜、地瓜、豆類以及栗子等為補氣食材。

這些食材也可搭配清粥，或者放入味噌湯等湯品中，在熱騰騰的狀態下食用。

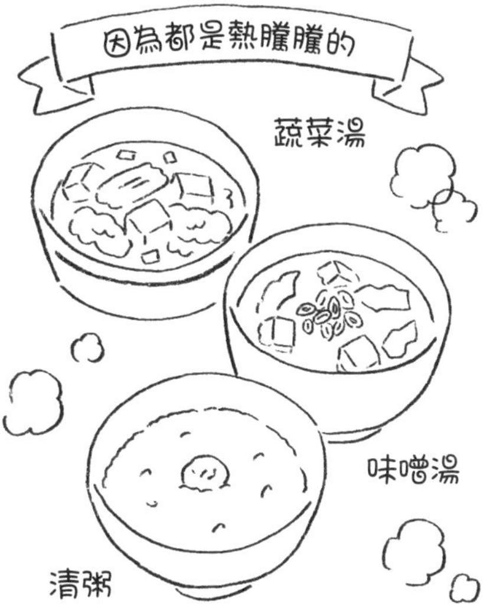

同時影響到精神與肌膚健康

便祕

分為「實」、「虛」兩種類型

理想的排便次數為一天1～3次。健康的大便狀似香蕉且會浮在水面上，不太有臭味。便祕分為「虛」、「實」兩種類型。虛型便祕為津液不足或氣不足的氣虛便祕、血虛便祕以及陰虛便祕。津液不足就會難以排便；氣不足則排便力道不足，因而難以排便。

實證便祕為痰濕便祕與氣滯便祕。痰濕便祕是因為腸道堆積了許多黏膩穢濁的廢物，使大便黏滯不易排出；氣滯型的便祕則是因為氣的循環不良，使腸胃蠕動不良，因此導致便祕。氣滯便祕常會有便祕與腹瀉交替發生的狀況。

請根據第22～28頁的勾選項目來判斷自己屬於哪種類型的便祕。

如何因應

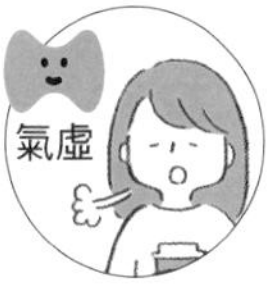

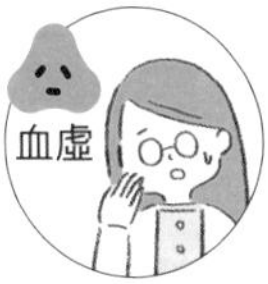

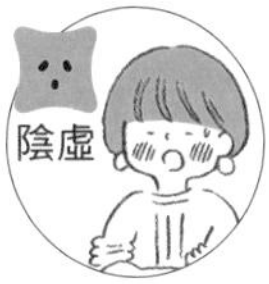

這三種類型的基本原則都是要早睡

對於「某些東西不足」的虛證便祕來說，重要的是充足的睡眠。血和津液都是在晚上睡覺時生成。此外，也要透過飲食來補其不足。

氣虛　補氣食材

高麗參、肉類、蝦子、鰻魚以及山藥等

血虛　補血食材

豬肝、黑豆、黑芝麻、蕃茄以及枸杞等黑色或紅色的食物

陰虛　補津食材

梨子、蕃茄、文蛤、蓮藕、百合根以及豬肉等

※虛型便祕的不足不僅局限於氣、血或水的其中一種。從打勾數目看來，如果自己符合的類型有兩種以上，例如「氣不足、血也不足」的情況，就要針對這兩種不足來改善。

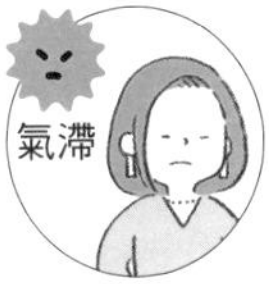

早上要曬太陽並做深呼吸

為了改善氣的循環，早上一起床就要拉開窗簾曬曬太陽，並做深呼吸。建議吃柑橘類等有香味的食物，或者酸梅等有酸味的食物。

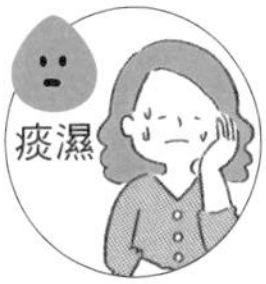

吃海藻類或菇類來化解

重點是避免體內蓄積多餘的東西，並且排除體內廢物。少吃甜食、油膩食物或攝取過多水分。可吃海藻類或菇類等有助於排除多餘東西的食材。

因為一點小狀況就拉肚子

腹瀉

天氣冷、生病或者吃太多等，腹瀉原因百百種

天氣太冷、感冒、吃太多、喝過量、吃了太多油膩食物或冷食，以及食物中毒等，許多原因都可能造成腹瀉。悲傷、憤怒等情緒或者憂鬱、緊張也可能導致腹瀉。從漢方的觀點看來，吃太多、喝太多就拉肚子是痰濕；緊張就拉肚子是氣滯；吃了油膩食物就拉肚子則是氣虛。氣虛若是進一步惡化，使身體溫熱的能力更加衰退而形成陽虛狀態，就會在一天當中氣溫最低的清晨4、5點左右發生腹瀉。

感冒的時候拉肚子，是因為濕氣（濕邪）進入體內的緣故。這種狀況就要將體內多餘的水分排除，並改善腸胃功能。此外也有人因為天生體質虛弱、生病或者才剛病癒而反覆腹瀉。

如何因應

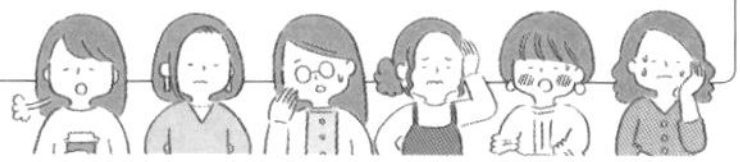

善待你的腸胃

冷食會讓腸胃受寒，油炸食物則會造成腸胃負擔。千萬要記得，腸胃虛弱不僅會發生腹瀉，也是多種不適症狀的問題根源。

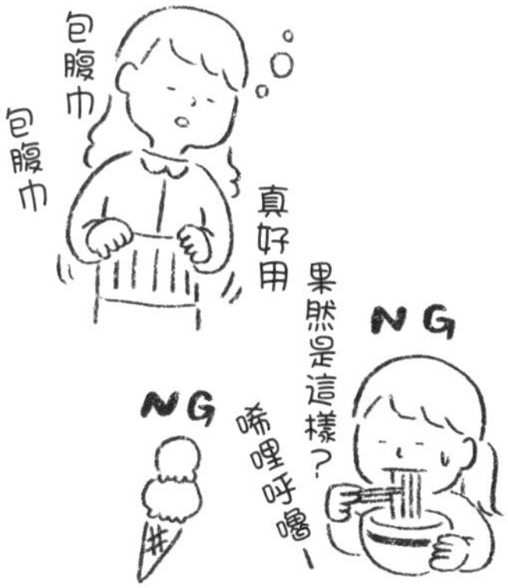

包腹巾
包腹巾
真好用
果然是這樣？
NG
唏哩呼嚕～
NG

避開冰淇淋跟生魚片

冰淇淋、果凍、生菜以及生魚片等生食會直接造成腸胃受寒，所以要避開。

油膩食物容易造成腹瀉

燒烤、拉麵以及油炸食物等油膩的食物會造成腸胃負擔，容易拉肚子的人最好避開。

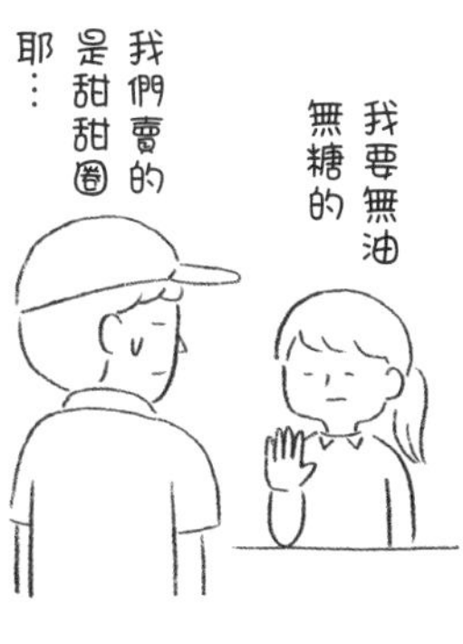

我要無油無糖的
我們賣的是甜甜圈耶⋯

不要讓腹部受寒

上衣應選擇能蓋住肚子的長度，無論任何季節都可用包腹巾幫肚子保暖。

胸腹部沉重、不舒服

食慾不振、胃脹氣

你是否隨身帶著飲料，喝太多了呢？

從漢方的觀點看來，食慾不振、胃脹氣都是氣虛，也就是沒有能量消化食物的狀態。最近常可見到喝了太多水所造成的食慾不振。

例如將飲料裝入寶特瓶或保溫杯隨身攜帶的人，以及上班前會在公司附近喝咖啡、上班時也會在桌上放個馬克杯的人，你們是不是沒有食慾呢？「沒有食慾就吃點沙拉，這樣還能減肥」的想法也有待商榷。沙拉會讓腸胃受寒，光吃沙拉也無法充分攝取身體所需的營養與能量，因此會造成腸胃虛弱，使得食慾不振的程度更加惡化。另外，沒有食慾卻勉強吃東西，就會發生胃脹氣。

如 何 因 應

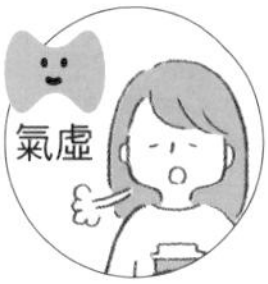

覺得餓了才吃東西

請重新檢視自己是否喝了太多水、把肚子都灌飽了。另外，餓了再吃東西就行了，不必在意用餐時間與用餐次數。

每天需要的水量雖然因人而異，但是大口喝水當然會造成食慾不振，所以要減少喝水量。另外，要在餓了之後才吃東西，不必在意時間與次數，例如一日三餐、12點吃午餐等。「覺得餓了才吃東西」是正確的做法。

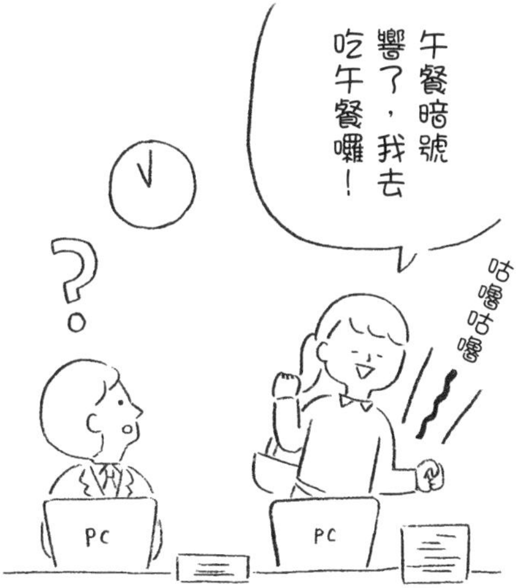
午餐暗號響了，我去吃午餐囉！
咕嚕咕嚕
PC
PC

突然想吐，不知為什麼就是不舒服

噁心想吐

有的人甚至沒發現自己的症狀！

這個症狀常見於以下四種類型：吃了太多甜食、油膩食物，攝取過多水分且囤積了許多廢物的痰濕型；氣阻滯不暢的氣滯型；原因出在腸胃津液不足的陰虛型，以及能量不足且會噁心想吐的氣虛型。陰虛型的人常打嗝、口乾舌燥且大多會有便祕；痰濕型的人往往不會注意到自己噁心想吐，只是感覺「沒有食慾」而已，所以會想「不想吃飯就別吃了，吃些巧克力或零食就好」，使得腸胃狀況變得更差，到處都有毛病，陷入惡性循環。此外，有時也會因為寒冷或濕氣等外在因素、瀉藥使用過量或者暴飲暴食等原因而覺得噁心想吐，也有人因為不安或憂鬱等情緒導致腸胃蠕動不良，所以感到噁心想吐。

如 何 因 應

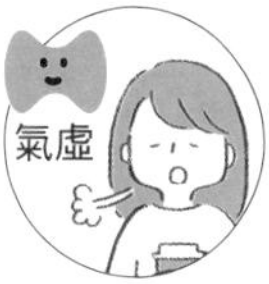

要吃熱食

不可吃太多甜食、油膩或刺激性的食物。這個類型的人大多是寒性體質，所以要吃有煮過的熱食。

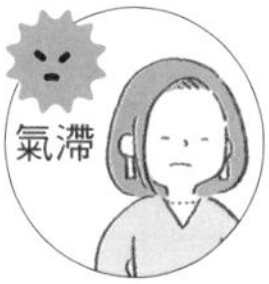

飲酒要適量，吃有香味的食材

肝掌管了氣的運行，飲酒不過量就能改善肝功能。水芹菜、西洋芹或鴨兒芹等有香味的蔬菜以及有酸味的酸梅等都是推薦食材。

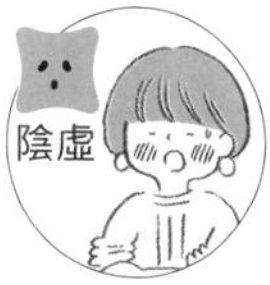

吃梨子、蕃茄等食物來滋潤補津

甘味、酸味同用可養陰，所以可以吃梨子、蕃茄、清粥配酸梅等。辣椒、胡椒等辛香料會造成陰液耗損，應盡量避開。

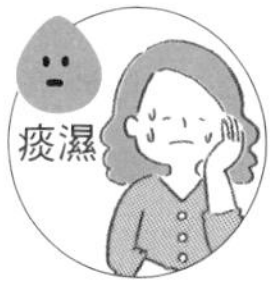

不可用零食取代正餐

吃飯要營養均衡，注意不要吃太多甜食、油膩食物或攝取過多水分。不可用零食取代正餐。

大口喝水也解不了渴

口乾舌燥

喝水也解不了渴時，要透過飲食來解渴

漢方基本上是將「口乾舌燥」視為陰虛狀態，不過血虛也有這個症狀。舌色偏紅、舌面有裂痕且嗜喝冷飲，即為陰虛；口乾舌燥、舌色淺淡呈粉紅色且身體燥熱，則為血虛。

腸胃即為漢方所謂的脾，脾惡濕喜燥。無論是陰虛還是血虛，感覺「口乾舌燥」就喝很多水的話，雖然一時滋潤了喉嚨，卻會造成腸胃虛弱。腸胃一旦虛弱，就沒辦法生成足夠的血和水，所以會更渴。因此，透過飲食滋潤補津為基本原則。

「現在口渴得不得了」的時候，可以一小口一小口、慢慢地喝一點不冰的飲料。

如何因應

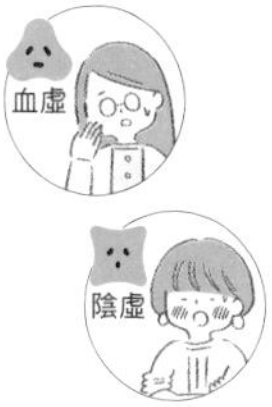

血虛
陰虛

以少量多次的方式補充水分

口渴得不得了的時候不妨補充水分，但可不能大口喝水，要少量多次地喝。

選擇白開水等常溫且沒有甜味的飲料（人工甜味劑也不行），小口小口地喝。人體吸收水分的速度就像打點滴一樣，所以要小口小口地喝。寒性體質的人可以喝紅茶或焙茶，想要提神醒腦的時候則建議喝綠茶。

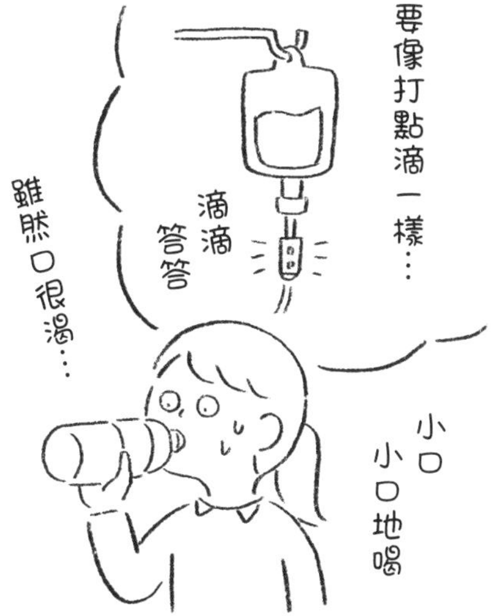

要像打點滴一樣…
滴滴
答答
雖然口很渴…
小口
小口地喝

突如其來的漏尿讓人不得不在意

漏尿

漢方將漏尿視為生命力衰微的證據

西洋醫學認為發生在打噴嚏等腹壓增加時的漏尿，或者頻繁跑廁所的頻尿等排尿問題，都是年紀增長導致支撐骨盆腔器官的骨盆底肌群變得衰弱所引起，所以會建議做運動來訓練骨盆底肌群。

漢方則是將漏尿視為腎虛狀態。說到「腎」可能會讓人以為是腎臟，不過漢方所謂的腎除了腎臟功能之外，也是包含生殖等功能在內的生命之源。腎既然是生命之源，腎變得衰弱，也就意謂著生命力衰微——亦即老化。漏尿的確是隨著年紀增長而發生的問題。頻繁跑廁所的頻尿，是氣虛進一步發展而成的陽虛狀態；殘尿感則為氣滯。由於氣無法順暢運行，才會造成解尿不澈底。

如何因應

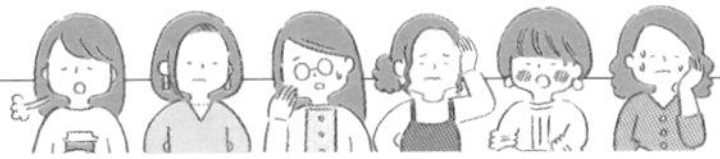

透過步行等運動來訓練腰腿

下半身運動是改善腎虛的有效方法。步行、騎腳踏車或者善用零碎時間活動身體等，做一點在日常生活中可以持續下去的運動吧！

「看到樓梯就當作是對自己的鼓勵」

為了防止老化而進行訓練雖然不錯，但「無法持續運動」的人不妨每天特地多走點路。有樓梯就不要坐電梯、搭乘捷運或公車時能站就不要坐，給予腰腿適度刺激可防止腎精虧虛。

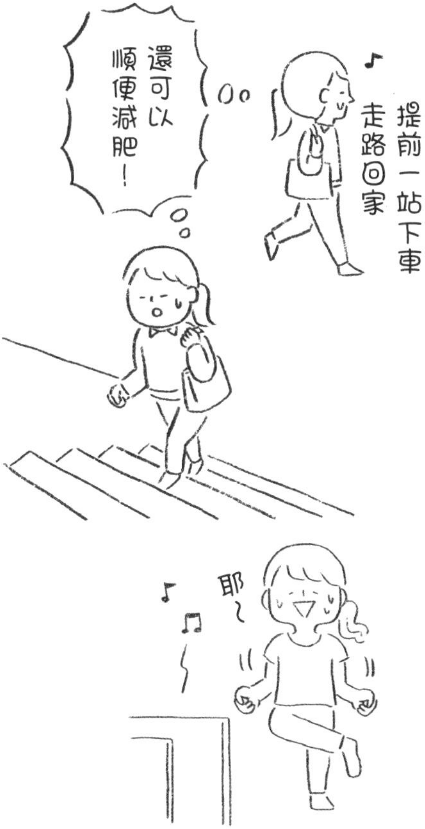

不知為什麼只有自己汗流浹背

出汗、夜間盜汗

因為氣不足或過剩而流汗

因為天氣熱而流汗、炎炎夏日冷氣卻不冷因而流汗等等，熱了就流汗是理所當然。然而身處於同一個環境卻只有自己汗流浹背，則是氣虛或痰濕。

氣虛是能量不足導致身體所需的東西從體內漏出去的狀態；痰濕則是因為多餘的東西蓄積於體內，使得身體發熱而流汗。有些人說「是因為代謝變好，睡覺時才會出汗」，這樣的說法大錯特錯。夜間盜汗是氣虛加上陰虛，也就是能量跟津液都不足的狀態。陰氣充足的人在睡眠時足以制陽，然而陰虛的人由於津液不足不能制陽，出現熱象才會流汗。緊張時流汗、腋下或手腳出汗都是因為氣阻滯不暢，也就是氣滯的緣故。

如 何 因 應

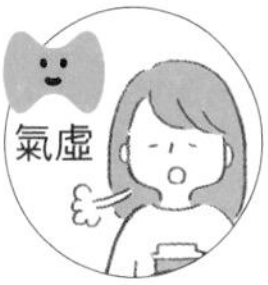

吃米飯、薯類以及豆類等

米飯、薯類、豆類、菇類、牛肉、雞肉以及蝦子等為推薦食材。流汗時毛孔張開，若是為了讓身體不再流汗而吹冷風，反而對身體不好，請多加注意。

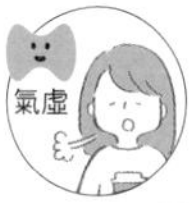

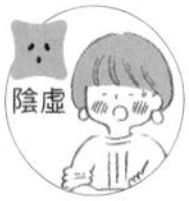

晚上10點到11點上床睡覺

除了上述針對氣虛的建議之外，也要針對陰虛體質來改善。具體上來說，晚上10點到11點上床睡覺不但可避免陰液耗損，也可以養陰。吃太多刺激性食物會讓人口乾舌燥，也會造成陰液耗損，請多加注意。

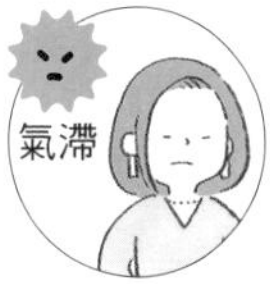

利用香氛產品或薰香讓自己放鬆

留點時間做自己喜歡的事，放鬆身心有助於氣的運行。也建議可使用香氛產品或薰香，讓自己置身於喜歡的香味中。

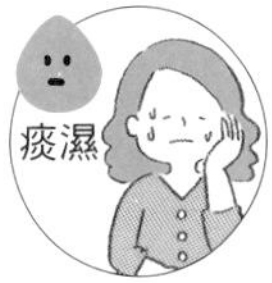

不要攝取過多水分

許多人認為「流汗就要補充水分」，但要注意不要攝取過多水分。吃太多甜食、油膩食物或冷食會造成腸胃虛弱，使得身體更容易在體內囤積廢物，因此要少吃這些東西。

月經前出現許多症狀！

嚴重的經前症候群

氣滯型且具備氣虛、血虛體質的人會出現的心理症狀

愛睏、倦怠乏力、食慾大增、便祕、肩膀痠痛、皮膚粗糙、心煩氣躁以及情緒低落等月經前出現的身心症狀，稱為經前症候群。只要月經一來，這些症狀都會消失，然而每個月都要為這些症狀苦惱，也實在鬱悶。雖然經前症候群會隨著荷爾蒙的變化而出現，但是從漢方的觀點看來，則是要思考主要出現哪些症狀、什麼原因造成這些症狀。如同前述，經前症候群有多種症狀，此處僅針對心煩氣躁、情緒低落以及憂鬱等情緒上的問題，提出解決之道。

經前症候群發生時會出現情緒問題的，主要是氣滯型的人。經前症候群尤其會發生在月經來臨前、子宮剛開始充血的時候，所以症狀是出現在有氣虛、血虛體質的氣滯型的人身上。因此，只要針對氣虛、血虛以及氣滯來處理就行了。

如何因應

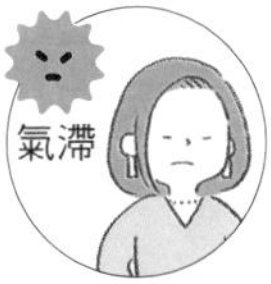

靠大自然的力量來推動氣的運行

多吃有助於氣的運行（理氣）的食材。建議吃柑橘類等有香味的食物。另外也建議走出建築物，讓自己置身於大自然。

假日不去購物商場，而是去健行或者做森林浴。平日可於上下班、上下學途中穿越綠意盎然的公園，或者不搭乘捷運或公車，改成騎腳踏車穿梭於綠色隧道中。試著讓自己置身於森林、高山、大海等大自然的懷抱中。

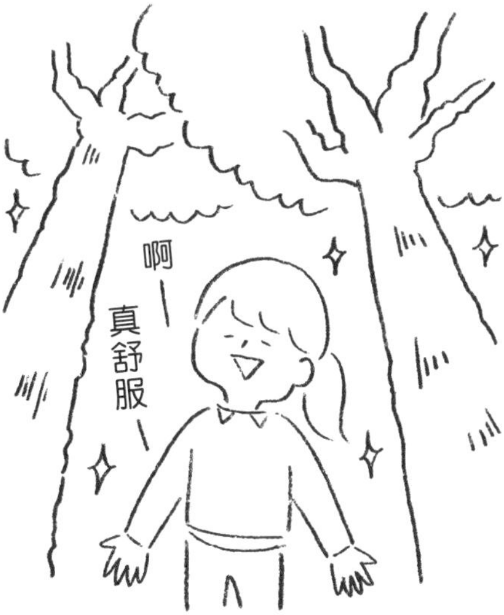

※請根據第22～28頁的內容，找出自己較偏向於氣虛還是血虛。除了針對氣滯的建議之外，也要針對氣虛／血虛的體質來改善。

Column 4

不同季節的不同生活方式

*此章節以居日者為主

依照季節調整作息，讓自己舒適又愉快

生活在四季分明的日本，身體受到自然界的影響，有時會在某個季節出現不適症狀。在症狀出現之前，我們就要先預防。

春 頭暈、高血壓及疼痛位置不固定的頭痛等，春天是上半身容易出現毛病的季節。可吃微酸的食物養肝，吃微辣的食物幫助身體行氣發汗，並且吃微甜的食物補充能量。但是要注意不宜口味過重。

夏 氣血循環變好、心臟負擔加重的季節。可吃涼性或寒性的食材（請參考第80頁）去除體內多餘的熱氣。

秋 因為是乾燥的季節，容易發生皮膚乾燥、乾咳以及便祕等問題。可透過飲食滋養身體，推薦食材為梨子。

冬 必須注意是否有腰痛或腦血管疾病的寒冷季節。可吃溫中散寒的食材或微辣的食材。冬季是蓄積能量的季節，應避免運動過量，以免耗損能量。

第5帖

無論到幾歲都還是會在意

讓你變得年輕又漂亮的處方箋

最近覺得自己老了……

對於這樣的狀況，我們也來想想辦法吧！

讓體內的元氣之源保持充裕，就是通往青春的捷徑。

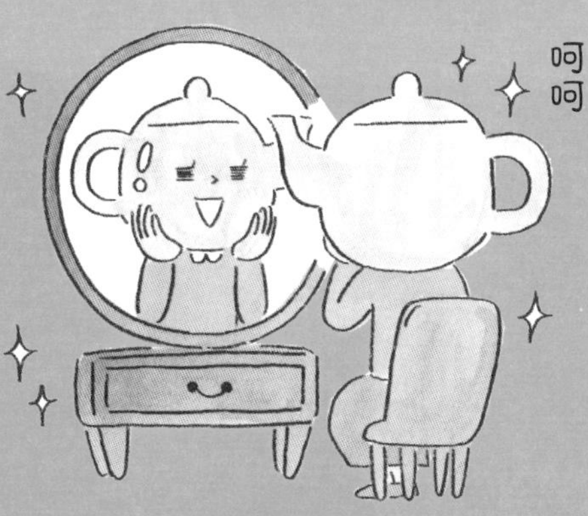

浮粉不吃妝而且顯老！

皮膚沒有光澤

皮膚不緊實、沒有光澤是因為營養不足

皮膚若是有光澤，就足以讓人看起來比實際年齡年輕。雖然也能透過化妝讓肌膚顯得容光煥發，但是看到素顏美人免不了感到羨慕。從漢方的觀點看來，皮膚沒有光澤的狀態即為血虛。由於血不足，皮膚的營養供給不足，不僅因此失去光澤，還會變得蒼白（面色不佳）。血虛型的人可多吃黑豆、豬肝或蕃茄等黑色或紅色的補血食材。

雖然同樣是肌膚問題，有斑點、暗沉的人則是血瘀（請參考第112頁）。酒糟性皮膚炎大多是因為便祕導致熱氣積聚於體內，所以要先改善排便狀況。如果「只有臉頰發紅」而非整張臉的話，就是體內津液不足所引起的陰虛。陰虛型的人最晚要在晚上12點前就寢。

如 何 因 應

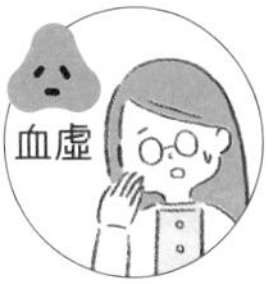

補血並按壓穴位來促進循環

除了要吃補血食材之外，刺激穴位也是個好方法。血不足的血虛型大多是寒性體質，刺激穴位能改善怕冷的問題。

＜血虛型的建議按壓穴位＞

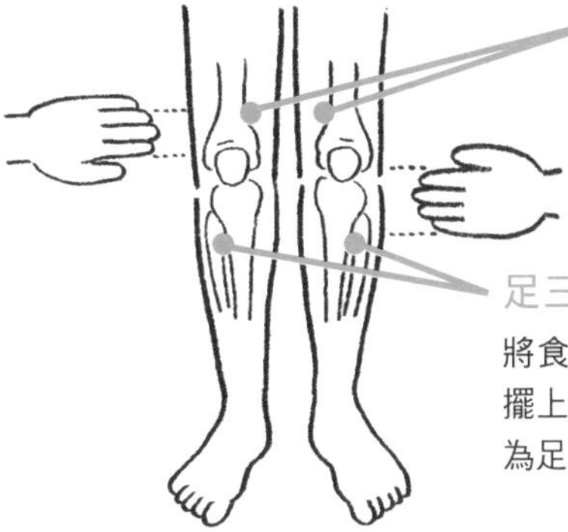

血海

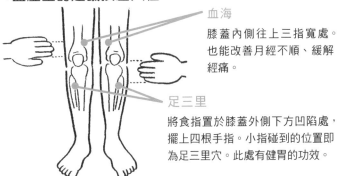

膝蓋內側往上三指寬處。也能改善月經不順、緩解經痛。

足三里

將食指置於膝蓋外側下方凹陷處，擺上四根手指。小指碰到的位置即為足三里穴。此處有健胃的功效。

＜血瘀型的建議按壓穴位＞

針對第112～113頁「斑點、暗沉」的改善方法

血瘀型的人也建議要按壓上述的「血海」穴。

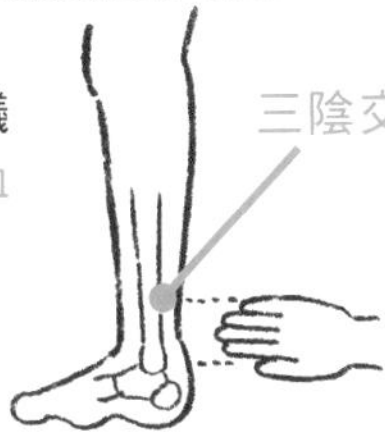

三陰交

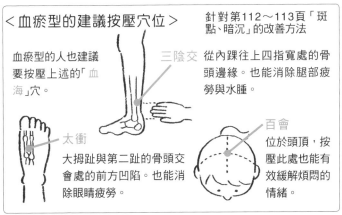

從內踝往上四指寬處的骨頭邊緣。也能消除腿部疲勞與水腫。

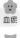

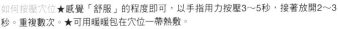

太衝

大拇趾與第二趾的骨頭交會處的前方凹陷。也能消除眼睛疲勞。

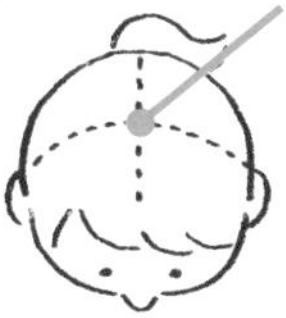

百會

位於頭頂，按壓此處也能有效緩解煩悶的情緒。

如何按壓穴位★感覺「舒服」的程度即可，以手指用力按壓3～5秒，接著放開2～3秒。重複數次。★可用暖暖包在穴位一帶熱敷。

雖然有在防曬卻越來越明顯！

斑點、暗沉

皮膚色素沉澱是血液運行不暢的證據

長出斑點、皮膚暗沉等皮膚色素沉澱的情況即為血瘀。血瘀代表血液運行不暢，其原因有寒性體質、貧血、飲食不規律、睡眠不足、運動不足、過勞以及抽煙等。請檢視自己在生活中是否有這些狀況，有的話立即改善。另外，也要吃可改善血液循環、降低血液濃度的食材。推薦食材有沙丁魚、鮭魚、鯖魚、洋蔥、茄子、韭菜、黑豆、納豆、蕗蕎、大蒜、醋、番紅花及桃子等。玫瑰花、洛神花等也能有效降低血液濃度。因睡眠不足或疲勞累積而出現在眼睛下方的黑眼圈也一樣。斑點、暗沉以及黑眼圈等皮膚色素沉澱的問題，跟腎精虧虛有很大的關係。「黑色食物」、「黏黏糊糊的食物」都是補腎的好食材。

如 何 因 應

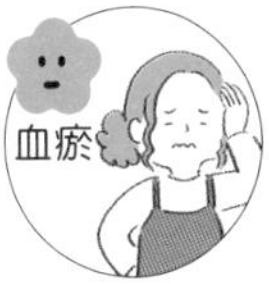

透過飲食、活動身體來促進循環

血液循環不良的血瘀型應該要「重新檢視自己的飲食」並「活動身體」，以促進循環。寒性體質的人，可做做活動下半身的屈伸運動或者健走。有肩頸痠痛、頭痛等問題的人，可做做頸部運動或手肘畫圈（請參考第49頁）。

<建議運動項目①>

屈伸運動

雙手輕輕放在膝蓋上，重複做出站起、蹲下的動作，將膝關節彎曲、伸直。

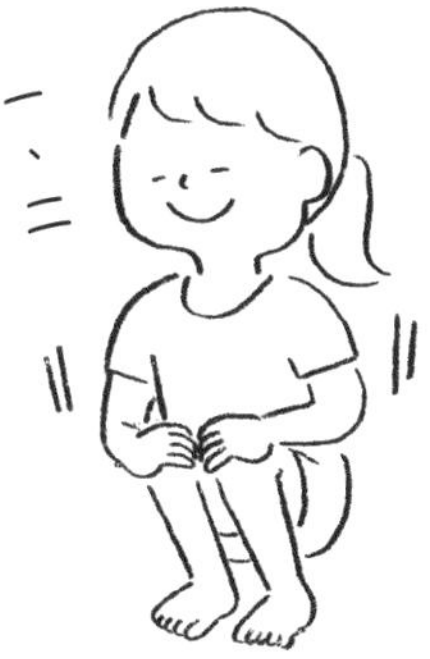

<建議運動項目②>

頸部運動

頭部慢慢倒向右側，以伸展左側的頸部肌肉。反向再做一次。

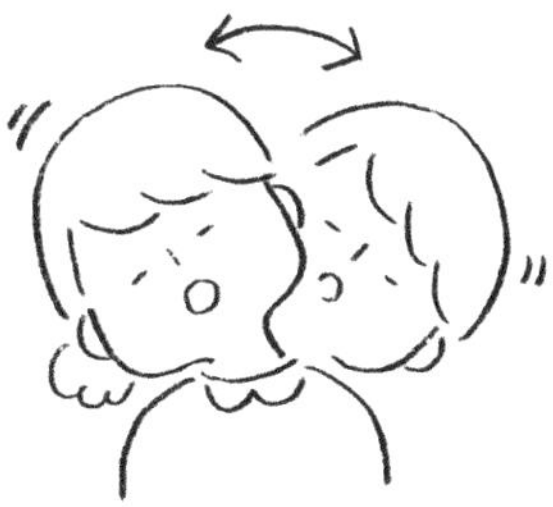

氣虛
氣滯
血虛
血瘀
陰虛
痰濕

※第111頁的穴位按壓也請務必要試試。

每個人都擔心自己變老

法令紋

能量不足使得皮膚鬆弛、產生皺紋

法令紋變深的原因有兩個：一個是皮膚乾燥，另一個則是臉部鬆弛。以下針對皮膚鬆弛而形成的法令紋加以說明。至於皮膚乾燥所造成的法令紋，請參考第118頁的內容。

皮膚鬆弛使得法令紋越來越明顯，是肌膚能量不足引起的氣虛。氣虛型的人，首先要重新檢視自己的飲食。你是否因為一大早沒有食慾就只吃沙拉、午餐吃拉麵，到了晚上則吃燒烤呢？老是在喝甜飲、吃零食，腸胃就會變得虛弱，導致氣無法生成。飲食改善的重點是不能吃太多冷食、油膩食物或甜食。連續好幾天加班等過勞的狀況、睡眠不足或者劇烈運動都會耗傷精氣，應該要避免。

如 何 因 應

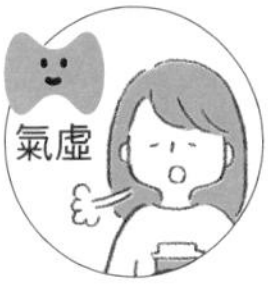

想到就深呼吸一下

氣是透過飲食和呼吸而產生。除了重新檢視自己每日的飲食之外，也要每天留點時間做做深呼吸。一天做多少次都可以。

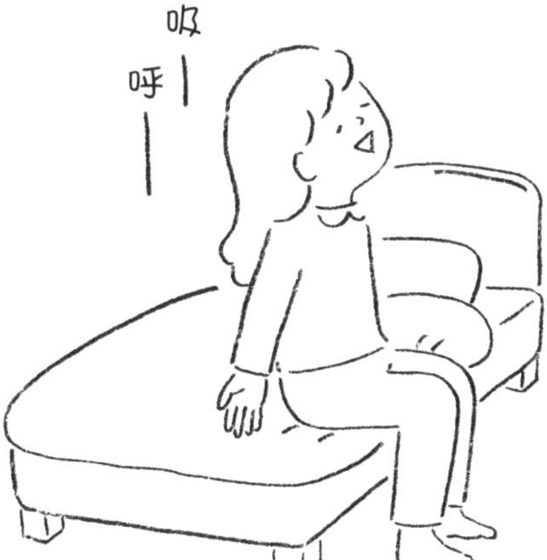

<深呼吸養氣法>

1 首先將氣吐淨。
2 用鼻子慢慢吸氣。想像肚子鼓起來的樣子，深深吸一口氣。
3 用嘴巴慢慢地吐氣。

<伸展以改善循環>

不要做會造成能量耗損的運動。建議可做做伸展或散步等運動。

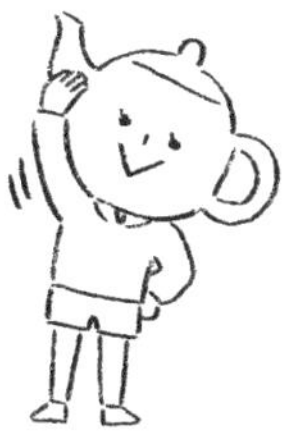

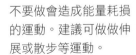

無論哪個季節都會擔心肌膚狀況

皮膚乾燥

皮膚乾燥是血虛，皮膚粗糙則是血瘀

就算年輕的時候是油性肌膚，隨著年紀增長，也會因為皮脂分泌量減少而變成乾性肌膚。如果皮膚乾燥卻不做任何處理，就會變得粗糙並出現皺紋，因此必須每天保養。尤其是皮膚很薄的眼角、嘴角等處容易變得乾燥，更需要細心保養。

從漢方的觀點看來，想要讓肌膚光滑，就少不了陰（亦即津液）和血（亦即營養）。雖然陰虛也有皮膚乾燥的問題，但皮膚乾燥可說主要是血虛的症狀。像是灑了粉般的乾燥肌膚，正是營養不足的血虛狀態；摸起來感覺皮膚粗糙，甚至一粒一粒的，則是血瘀型的乾燥肌膚。這是因為血液循環不良，無法將營養送到肌膚的每個角落所造成。皮膚乾燥的人要吃補血食材；皮膚粗糙的人則要吃可改善血液循環、活血化瘀的食材。

如 何 因 應

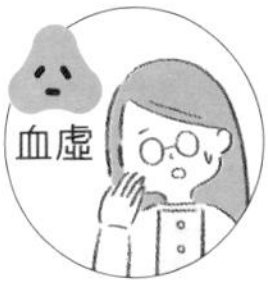

吃紅色、黑色以及深色的食物

補血食材為豬肝、花蛤、牡蠣、雞肉、紅棗、枸杞、鰹魚以及鮭魚等深色、黑色以及紅色的食物。

熬夜會造成津液與肝血耗損，也會使循環變差，所以千萬不能熬夜。睡覺前不可看書、滑手機或者使用電腦，以免造成眼睛疲勞。眼睛疲勞的時候，可用熱毛巾蓋住雙眼，或者以眼用熱敷墊熱敷。

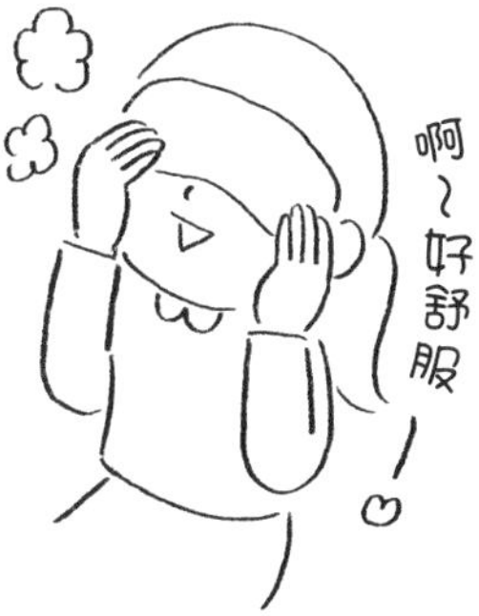

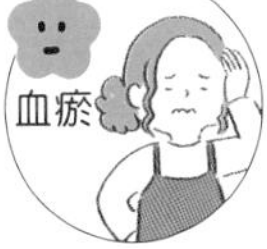

吃鯖魚跟洋蔥來降低血液濃度

沙丁魚、竹筴魚等青背魚、洋蔥、黑豆以及鮭魚等食材可改善血瘀。盡量避開甜食、冷食以及油膩的食物。

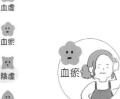

突然發現有這麼深的皺紋

皺紋

皮膚保養雖有必要，但飲食更加重要

或許有人認為「皮膚乾燥又有皺紋，就要用高級的保濕乳霜」。從滋潤並保護肌膚的觀點看來，皮膚基礎保養（化妝水、乳液及乳霜）的確重要，不過，漢方認為皮膚的功能是排泄而非吸收，所以想要消除皺紋並非從外著手，而是應該透過飲食從內側著手。

皺紋是因為皮膚越來越乾而產生，所以會長皺紋的人大多是陰虛或血虛型；如有燥熱等症狀，就是津液不足的陰虛；可觀察到睡不著、極為不安等精神症狀，則是營養不足的血虛。

眼角、嘴角等處沒什麼皺紋，但眉間的皺紋卻很深的話，就是津液、營養不足且累積了許多壓力的氣滯。陰虛和血虛型的人要吃白色、黑色以及紅色的食物；氣滯型的人則要吃有香味的食物。

如 何 因 應

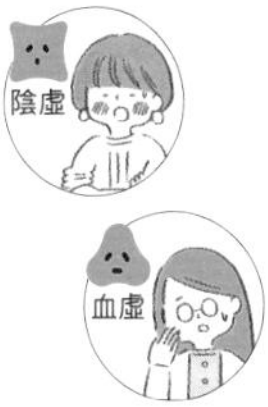

透過飲食來補充津液和血

額頭、眼角以及嘴角出現皺紋即為陰虛或血虛，可吃補充津液（補陰）和補血的食材。

可在臉部或頭皮輕輕按摩，好讓透過飲食補充到的津液與營養能確實被運送。在做按摩或皮膚保養的時候，不要認為是「為了消除皺紋不得不做的事」，應該要聽著自己喜歡的音樂、聞著自己喜歡的香味輕鬆地做。

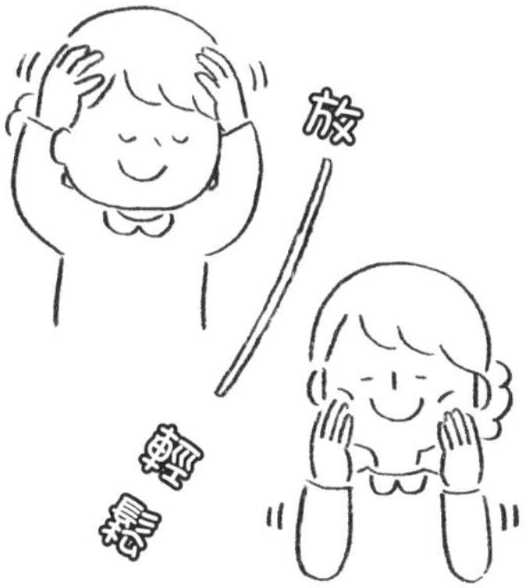

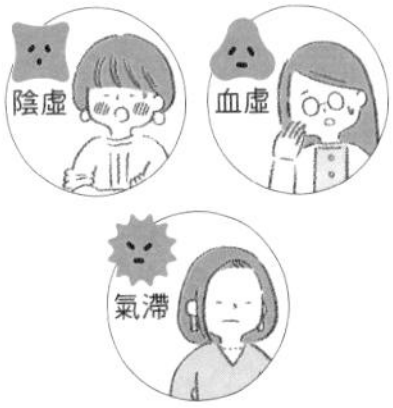

眉間皺紋還需要減壓放鬆才能改善

除了針對陰虛、血虛的建議之外，還要吃能改善氣的循環（理氣）的食材，並留點時間讓自己好好放鬆。

年齡與重力果真不可違抗？

鬆弛下垂

有時問題出在水分攝取過多！

臉頰下垂、臉部線條鬆弛，會看起來顯老。紫外線的影響、津液不足以及表情肌的肌力下滑等多重因素會造成皮膚鬆弛下垂，不過漢方則是將其視為痰濕，也就是「水腫」的狀態。

造成水腫的主要原因是水分攝取過多。因為大家都說「多喝水才會健康漂亮」，許多人都隨身帶著一瓶水。但是喝太多水會導致腸胃虛弱，無法生成氣血，也無法排除體內廢物，因而出現水腫、皮膚鬆弛下垂以及皮膚粗糙等問題。另外，從漢方的觀點看來，肺主毛皮，與大腸互為表裡。因此，如果有便祕或腹瀉等大腸方面的問題，皮膚也容易出毛病。

如 何 因 應

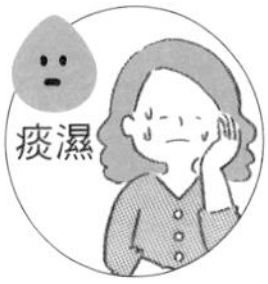

少吃甜食

痰濕型的人會在體內蓄積多餘的水分和廢物。基本原則是不攝取過多水分，並少吃甜食、油膩食物或冷食。

除了不要將多餘的東西吃進體內之外，排除體內囤積的廢物也很重要。透過按摩改善循環，有助於排除體內廢物。可經常按壓腳趾、手指等肢體末稍。

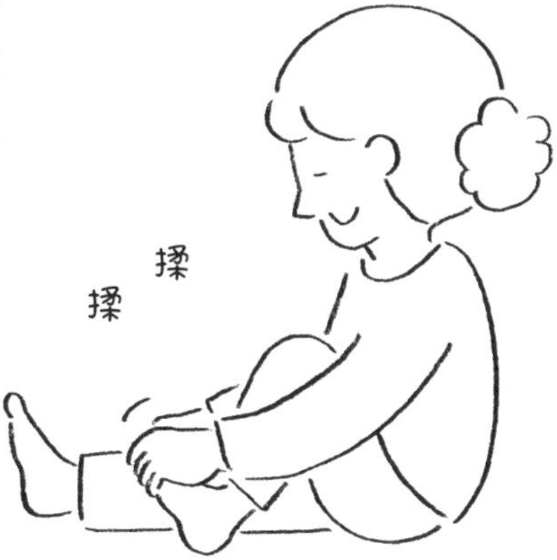

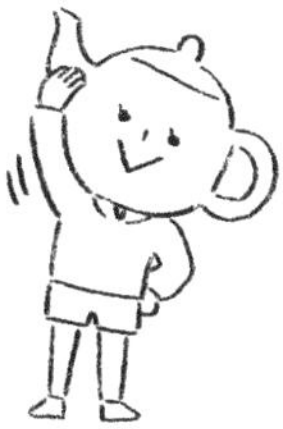

有時甚至像是老了十歲以上！

手部乾燥、血管清晰可見

透過飲食從內側保養並且擦護手霜保護肌膚

如果手部粗糙，血管浮起、清晰可見，看起來就會比實際年齡還要老。最近為了預防COVID-19，大家都習慣用肥皂勤洗手、用消毒液消毒雙手，所以為手部乾燥與粗糙而苦惱的人也增加了不少。每次用肥皂洗手或消毒雙手的時候，就會造成皮膚屏障功能受損，因此要擦護手霜來保濕。

手部乾燥即為漢方所謂的陰虛、血虛狀態。飲食方面可吃山藥、百合根、白木耳等白色食物來補陰，並且吃紅蘿蔔、黑豆、黑芝麻、加州梅乾等黑色或紅色的食物來補血；手部血管清晰可見即為血液循環不良的血瘀，可以吃鯖魚或者黑色、紅色的食物。

如何因應

<手部乾燥>

每次洗手都要保濕

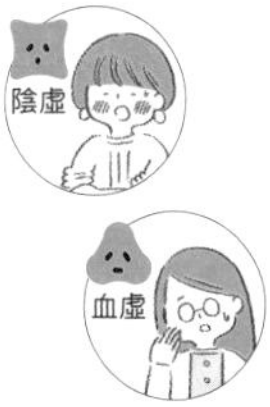

每天都要吃補陰、補血的食材，而且每次洗完手都要擦護手霜，用人工的皮膚屏障來保護肌膚。

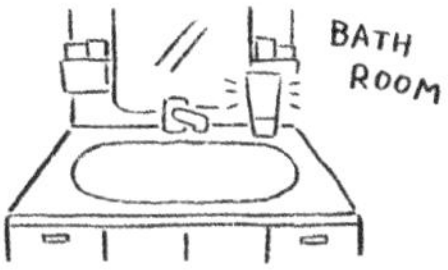

請養成每次洗完手都要保濕、每次消毒雙手之後也保濕的習慣。為了避免忘記擦護手霜，可在每個洗手台旁邊都放上一罐。

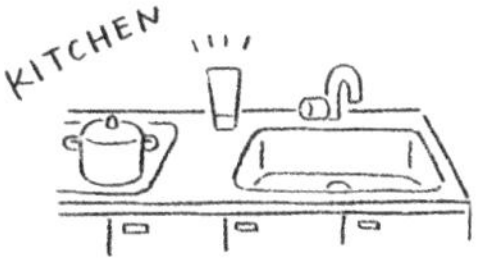

<血管清晰可見>

甩動手腳以改善循環

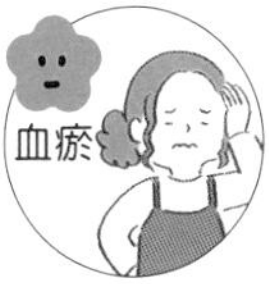

除了飲食方面的改善之外，活動一下手腳也能改善血液循環。寒性體質或下肢水腫的人也建議要做這項運動。

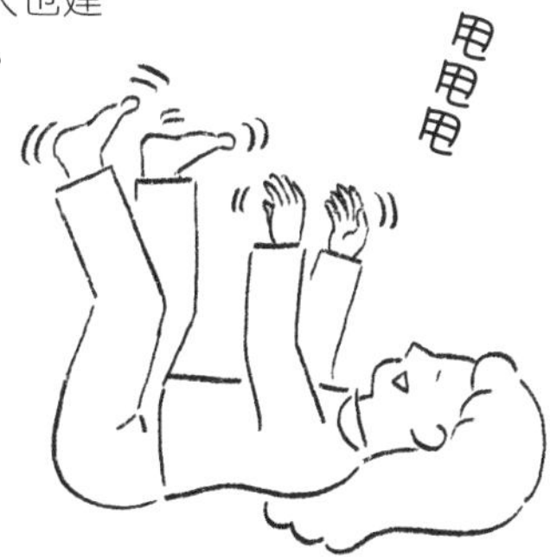

放鬆仰躺並甩動雙手雙腳。每次大約30秒，一天做多少次都沒關係。

不勤於保養的話，不僅會疼痛甚至還會脫皮！

嘴唇乾燥、有皺紋

腸胃虛弱，嘴唇就容易乾燥

嘴唇由黏膜構成。黏膜並不像臉部等部位有皮脂腺，因此無法形成具備潤澤保濕效果的皮脂膜，如果越來越乾燥，就容易因為乾燥或磨擦而產生皺紋。嘴唇的黏膜要靠體液滋潤。舉例來說，感冒的時候嘴唇會乾裂。這是因為感冒發燒，使得體液失衡的緣故。

漢方將嘴唇乾燥、有皺紋視為氣虛、血虛以及陰虛的狀態。這是腹瀉等腸胃虛弱狀態的常見症狀。改善方法是吃補氣（熱呼呼又鬆軟綿密的食物）、補陰（白色食物）以及補血（黑色食物、紅色食物）的食材。盡量避開冷食等會造成腸胃負擔的食物。

如 何 因 應

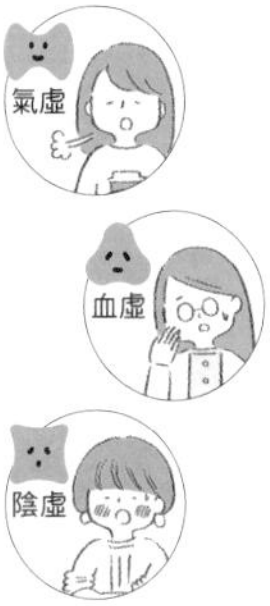

八分飽就好，不要吃太多

腸胃虛弱，嘴唇就容易出毛病，所以要善待腸胃。避開會造成腸胃負擔的食材，吃飯八分飽並充分咀嚼等。

注意不要吃太多蛋糕、零食等甜食與油炸食物，以及冰淇淋等冷食。並不是「絕對不能吃」，可採取「一個月吃一次」或「一週吃一次」的做法，視身體狀況而調整。

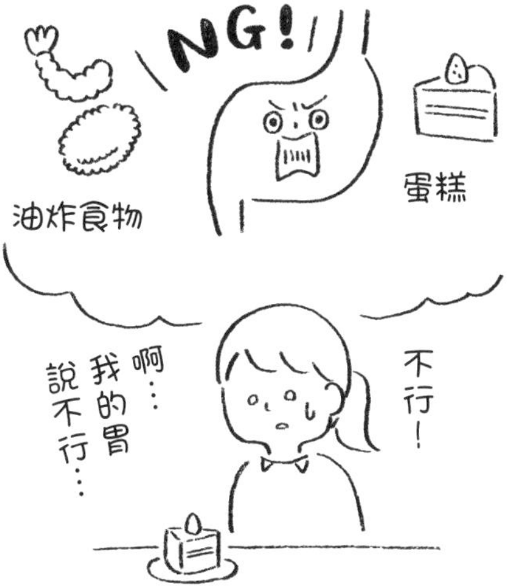

染燙也有可能造成影響

頭髮失去彈性

頭髮是血液的一部分，血一旦不足，也會對頭髮造成不好的影響

重複染燙會對頭髮不斷累積傷害，頭髮也會受到老化的影響，讓人感覺到頭髮逐年變細、髮量逐年減少。

從漢方的觀點看來，頭髮是血液的一部分，稱之為「血餘」。血若是充足，在體內順暢運行，頭髮就會呈現美麗的光澤。相反地，血若是不足，而且血液循環不良，頭髮就會乾枯易斷，或者變細變薄。也就是說，頭髮狀態不佳即為血虛。平時可多吃黑豆、黑芝麻、紅蘿蔔、加州梅乾、豬肝、鰹魚、牡蠣等貝類，以及鵪鶉蛋等補血食材。熬夜會造成肝血耗損，使得循環變差，所以晚上10點就要鑽進被窩，11點入睡。

如何因應

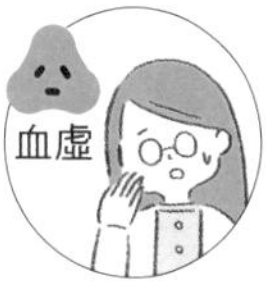

除了透過飲食來補血，也要動一動以促進循環

就算努力吃補血食材，若是無法好好地消化吸收並運行於全身，頭髮也沒辦法回復健康，所以要活動身體來改善循環。

上班的時候，往往一坐就坐很久。不妨每個小時起來走走，或者像是在敬禮似地將身體前彎、後仰，活動一下。

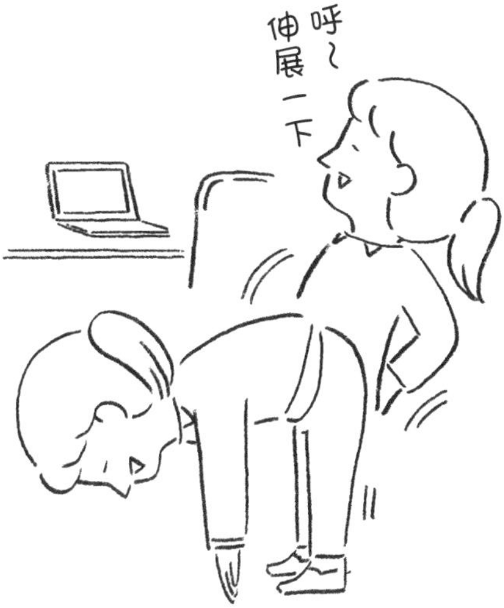

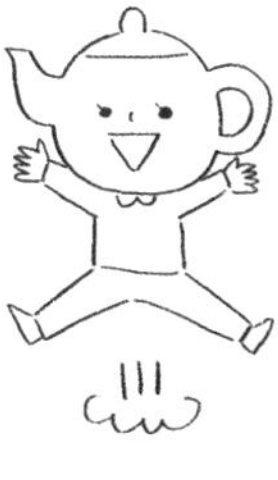

櫻井大典

國際中醫專業人員。每年的諮詢案件多於5千件的漢方專家。赴美國加州州立大學學習心理學與另類醫療，返國後於イスクラ中醫藥研修塾學習中醫學。赴中國首都醫科大學附屬北京中醫醫院以及雲南省中醫醫院研修後，取得國際中醫專業A級資格。日本中醫藥研究會成員，定期與志同道合的朋友共同舉辦漢方研討會，致力於振興中醫學。著有《有效改善心理症狀，輕鬆擁有好心情》（WANI BOOKS）等多本著作。

Yurukampo.jp
Twitter: @Pandakanpo

Staff
裝幀・設計／今井悦子（MET）
插畫／なかきはらあきこ
DTP／ローヤル企画
構成・文字／植田晴美
編輯協助／中野明子（BBI）
責任編輯／亀田真弓（主婦の友社）

輕熟女的舒緩漢方生活

出　　版／楓葉社文化事業有限公司
地　　址／新北市板橋區信義路163巷3號10樓
郵政劃撥／19907596 楓書坊文化出版社
網　　址／www.maplebook.com.tw
電　　話／02-2957-6096
傳　　真／02-2957-6435
監　　修／櫻井大典
翻　　譯／殷婕芳
企劃編輯／周佳薇
校　　對／周季瑩
港澳經銷／泛華發行代理有限公司
定　　價／320元
初版日期／2022年2月

國家圖書館出版品預行編目資料

輕熟女的舒緩漢方生活 / 櫻井大典監修；殷婕芳翻譯. -- 初版. -- 新北市：楓葉社文化事業有限公司, 2022.02　面；　公分

ISBN 978-986-370-380-8（平裝）

1. 中醫 2. 養生 3. 婦女健康

413.21　　110020910